专家与您面对面

肝硬化

主编 / 刘红旗　刘月梅

U0273416

中国医药科技出版社

图书在版编目（CIP）数据

肝硬化 / 刘红旗，刘月梅主编 . -- 北京：中国医药科技出版社，2016.1
（专家与您面对面）

ISBN 978-7-5067-7838-1

Ⅰ.①肝…　Ⅱ.①刘…②刘…　Ⅲ.①肝硬化－防治　Ⅳ.① R575.2

中国版本图书馆 CIP 数据核字 (2015) 第 239291 号

专家与您面对面——肝硬化

美术编辑　陈君杞
版式设计　大隐设计

出版　中国医药科技出版社
地址　北京市海淀区文慧园北路甲 22 号
邮编　100082
电话　发行：010-62227427　邮购：010-62236938
网址　www.cmstp.com
规格　$880 \times 1230mm \, ^1/_{32}$
印张　$4\,^7/_8$
字数　76 千字
版次　2016 年 1 月第 1 版
印次　2016 年 1 月第 1 次印刷
印刷　北京九天众诚印刷有限公司
经销　全国各地新华书店
书号　ISBN 978-7-5067-7838-1
定价　19.80 元
本社图书如存在印装质量问题请与本社联系调换

内容提要

肝硬化怎么防？怎么治？本书从"未病先防，既病防变"的理念出发，分别从基础知识、发病信号、鉴别诊断、综合治疗、康复调养和预防保健六个方面进行介绍，告诉您关于肝硬化您需要知道的有多少，您能做的有哪些。

阅读本书，让您在全面了解肝硬化的基础上，能正确应对肝硬化的"防"与"治"。本书适合肝硬化患者及家属阅读参考，凡患者或家属可能存在的疑问，都能找到解答，带着问题找答案，犹如专家与您面对面。

专家与您面对面

丛书编委会（按姓氏笔画排序）

前言

"健康是福"已经是人尽皆知的道理。有了健康，才有事业，才有未来，才有幸福；失去健康，就失去一切。那么什么是健康？健康包含三个方面的内容，身体好，没有疾病，即生理健康；心理平衡，始终保持良好的心理状态，即心理健康；个人和社会相协调，即社会适应能力强。健康不应以治病为本，因为治病花钱受罪，事倍功半，是下策。健康应以养生预防为本，省钱省力，事半功倍，乃是上策。

然而，污染的空气、恶化的水源、生活的压力等等，来自现实社会对健康的威胁却越来越令人担忧。没病之前，不知道如何保养，一旦患病，又不知道如何就医。基于这种现状，我们从"未病先防，既病防变"的理念出发，邀请众多医学专家编写了这套丛书。丛书本着一切为了健康的目标，遵循科学性、权威性、实用性、普及性的原则，简明扼要地介绍了100种疾病。旨在提高全民族的健康与身体素质，消除医学知识的不对等，把健康知识送到每一个家庭，帮助大家实现身心健康的理想。本套丛书的章节结构如下。

第一章 疾病扫盲——若想健康身体好，基础知识须知道；

第二章 发病信号——疾病总会露马脚，练就慧眼早明了；

第三章 诊断须知——确诊病症下对药，必要检查不可少；

第四章 治疗疾病——合理用药很重要，综合治疗效果好；

第五章 康复调养——三分治疗七分养，自我保健恢复早；

第六章 预防保健——运动饮食习惯好，远离疾病活到老。

按照以上结构，作者根据在临床工作中的实践体会，和就诊时患者经常提出的一些问题，对 100 种常见疾病做了系统的介绍，内容丰富，深入浅出，通俗易懂。通过阅读，能使读者在自己的努力下，进行自我保健，以增强体质，减少疾病；一旦患病，以利尽早发现，及时治疗，早日康复，将疾病带来的损害降至最低限度。一书在手，犹如请了一位与您面对面交谈的专家，可以随时为您答疑解惑。丛书不仅适合患者阅读，也适用于健康人群预防保健参考所需。限于水平与时间，不足之处在所难免，望广大读者批评、指正。

编者

2015 年 10 月

目录

第2章　**发病信号**
——疾病总会露马脚，练就慧眼早明了

第3章 诊断须知
—— 确诊病症下对药，必要检查不可少

第4章 治疗疾病
—— 合理用药很重要，综合治疗效果好

第5章　康复调养
——三分治疗七分养，自我保健恢复早

第6章 预防保健
——注重养护，远离疾病

第 1 章

疾病扫盲

若想健康身体好，基础知识须知道

何谓肝硬化

　　肝硬化是各种原因所致的肝脏慢性、进行性的弥漫性改变。其特点是一种病因或数种病因反复、长期损伤肝细胞，导致肝细胞变性和坏死。广泛的肝细胞变性坏死后，肝内结缔组织再生，出现纤维组织弥漫性增生。同时肝内肝细胞再生，形成再生结节，正常肝小叶结构和血管形成遭到破坏，形成假小叶。经过一个相当长的时期（数年甚至数十年），肝脏逐渐发生变形，质地变硬，临床上称这一生理病理改变为肝硬化。

　　在我国肝硬化比较常见，大多数为肝炎后肝硬化，少部分为酒精性肝硬化和血吸虫性肝硬化。由于肝硬化早期经过积极防治，可以逆转或不再进展，但晚期将严重影响患者生活质量，甚至危及生命，因此肝硬化的防治非常重要。

什么是肝纤维化，肝纤维化与肝硬化有什么不同

　　肝纤维化是指肝内结缔组织异常增生，此增生以胶原纤维、弹性纤维及基质成分氨基多糖增生为主，但以胶原纤维增生更为突出。

它和肝硬化又有不同。肝纤维化的病理特点为汇管区和肝小叶内有大量纤维组织增生和沉积，但尚未形成小叶内间隔，肝硬化则有假小叶形成，中心静脉区和汇管区出现间隔，肝的正常结构遭到破坏，肝纤维化进一步发展即为肝硬化。

何谓门静脉高压症

正常时，肝脏的血液75%来自门静脉，25%来自肝动脉，门静脉汇集胃肠道、脾、胰和胆囊的血液，肝硬化时，肝内或肝外门静脉血流受阻，均可使门静脉压增高，长期门静脉高压引起一系列并发症，出现充血性脾肿大，胃肠、腹膜的慢性充血和侧支循环建立等，称门静脉高压症。正常情况下，门静脉压力为0.7～1.5kPa，超过2.0kPa即有临床意义。

何谓肝性脑病

肝性脑病是肝功能严重损害，不能将血液中有毒的代谢物解毒；或由于门腔静脉分流术后，门静脉中有毒物质未经肝脏解毒，通过侧支循环直接进入体循环，引起中枢神经系统代谢紊乱，以意识改变和昏迷为主要表现的综合征。脑功能障碍包括可逆的代谢性脑病、脑水肿以及慢性和不可逆的脑结构改变。

肝脏在什么部位

人的肝脏位于腹腔，大部分在腹腔的右上部，小部分在左上部，是人体最大的实质性腺体器官，一般重约 1200 ~ 1600g，约占成人体重的 1/50，男性的比女性的略重，胎儿和新生儿的肝脏相对较大，可达体重的 1/20。正常肝脏外观呈红褐色，质软而脆。肝脏形态呈一不规则楔形，右侧钝厚而左侧偏窄，一般左右径（长）约 25cm，前后径（宽）约 15cm，上下径（厚）约 6cm。上面突起浑圆，与膈肌接触，下面较扁平，与胃、十二指肠、胆囊和结肠相邻。肝上界与膈肌的位置一致，约在右侧第五肋间，肝脏有一定的活动度，可随体位的改变和呼吸而上下移动；肝下界一般不超过肋弓，正常情况下在肋缘下摸不到，有时在剑突下可触及，但一般不超过 3cm，而小儿多可在肋缘下触及。

肝脏的组织学特点

肝脏的表面有一薄层致密的结缔组织构成的被膜，被膜深入肝内形成网状支架，将肝实质分隔成许多具有相似形态和相同功能的基本单位——肝小叶。人类肝脏约有 150 万个肝小叶。肝小叶呈多角棱柱体，约 1mm×2mm 大小，小叶的中轴贯穿一条静脉，为中央静脉。肝细胞以中央静脉为中心呈放射状排列，形成肝细胞索。肝细胞索相互吻合成网，网眼间有窦状隙和血窦。肝细胞间的管状间隙形成毛细胆管。因此可以说，肝小叶是由肝细胞、毛细胆管、血窦和相当于毛细淋巴管的窦间隙所组成。

当肝细胞广泛变性和坏死时，纤维组织弥漫性增生，并有再生小结节形成，正常肝小叶结构和血管解剖破坏，就会成为肝硬化。

什么是胆道系统

肝外胆道系统主要包括：胆囊、肝总管和胆总管。

（1）胆囊：呈梨形，位于肝下面右侧纵沟的前部，借胆囊管连接于胆总管，胆囊露出肝前缘的部分叫胆囊底，其体表投影是在右侧腹直肌外缘与肋弓交界处。

（2）肝总管和胆总管：肝左右叶的左右肝管出肝门后汇合成肝总管，肝总管与胆囊管汇合成胆总管。胆总管长约6～8cm，在肝十二指肠韧带内下行于十二指肠球部和胰头的后方，末端与胰管汇合并扩大成乏特壶腹，开口于十二指肠降部，在开口处有奥狄氏括约肌环绕。

肝细胞分泌的胆汁平时经肝总管流入胆囊内储存和浓缩，当进食时，奥狄氏括约肌开放，胆囊收缩，促使胆汁经胆总管流入十二指肠。肝管、肝总管或胆总管的任何一处受到压迫，均可引起胆汁排泄障碍，出现梗阻性黄疸。

什么是肝外胆管，胆总管走向如何，怎样分段

肝外胆道即指肝脏外面的胆道系统。左右肝管虽然在解剖学上亦属于肝外胆道，但习惯上肝外胆道是指左右肝管的汇合以下至胆总管的末端，包括肝总管、胆囊、胆囊管、胆总管几个部分。

胆总管走行于肝十二指肠韧带右侧缘内，在肝固有动脉的右侧、门静脉的右前方，下行于十二指肠第一段后方、胰头部后面沟内，斜行进入十二指肠第二段后内侧壁而开口于十二指肠乳头。胆总管

的长度成人约 7 ~ 9cm，管径 0.6 ~ 0.8cm，一般不超过 1cm。

根据胆总管的行径与毗邻将胆总管分为 4 段。

（1）十二指肠上段：在肝十二指肠韧带内，自胆总管开始处至十二指肠第一段上缘为止，许多胆总管的手术（例如胆总管切开引流术等）均在此段内进行。

（2）十二指肠后段：位于十二指肠第一段后面、下腔静脉前方、门静脉的右方，此段一般较短。胆总管的十二指肠吻合术即在此段进行。

（3）十二指肠下段（即胰腺段）：此段的上部并非完全埋在胰腺内，多数是由胰头后方径进，而其下部与胰腺的关系有两种情况：①胆总管被一薄层胰腺组织所覆盖。②胆总管只被胰腺被膜所覆盖，位于后面的胆总管沟中。该段逐渐变细且管腔黏膜有瓣状皱襞，容易发生结石嵌顿。术中通过对胆总管沟的检查或将浅表的胰腺组织分开，胆总管下端及其病变便可显露。

（4）十二指肠段：是胆总管穿经十二指肠壁的一段，位于十二指肠第二段的内后侧壁中呈斜向走行。此段最短，长约 1.5 ~ 2cm，在斜穿十二指肠壁内时与胰管汇合，汇合后略膨大形成胆胰管壶腹即乏特壶腹。于壶腹及其附近有括约肌向肠腔内突出，使十二指肠黏膜隆起形成十二指肠乳头，胆胰管最后借乳头小孔开口于十二指肠。

肝外胆管和周围器官的关系怎样

肝总管与胆总管位于肝十二指肠韧带的右缘内，肝固有动脉位于其左侧，门静脉在胆总管与肝动脉之间的稍后方到达肝门。在行肝外胆管手术时应仔细辨认胆管与肝动脉和门静脉的关系，以免误伤血管。

胆囊有何功能，切除胆囊对人体有害吗

（1）储存：这是胆囊的主要功能，空腹时胆囊舒张，胆汁进入胆囊。

（2）浓缩：胆囊壁吸收储存胆汁的水分和氧化物，可使胆汁浓缩 6 ~ 10 倍。

（3）分泌：胆囊壁每 24 小时分泌约 20ml 稠厚黏液，除保护胆囊的黏膜不受胆汁侵蚀外，还有润滑作用，有利于胆汁的排出。

（4）收缩：胆囊的收缩自胆囊底开始，逐渐移向胆囊管，使胆汁排入胆总管，继之入肠道。

如果因为某种疾病需要切除胆囊，对人体整体功能影响不大：①胆汁可直接排入肠道参与消化功能；②机体功能可通过代偿而适应。

什么是胆囊三角，有什么临床意义

解剖学上将胆囊管、肝总管及肝脏下缘三者构成的三角形区域称为胆囊三角。该三角内常有发自肝右动脉的胆囊动脉经过，并常见胆囊颈部的淋巴结。胆囊三角是临床解剖上的主要标志，在行胆囊切除时要在该三角内寻找胆囊动脉并加以结扎切断，要辨认清楚而不可伤及较粗的肝右动脉，以免发生出血或结扎而引起右半肝缺血。胆囊动脉常发生变异，应特别予以注意。

什么是胆汁酸的肝肠循环

胆汁酸是脂类食物消化必不可少的物质，是机体内胆固醇代谢的最终产物。初级胆汁酸随胆汁流入肠道，在促进脂类消化吸收的同时，受到肠道（小肠下端及大肠）内细菌作用而变为次级胆汁酸，肠内的胆汁酸约有95%被肠壁重吸收（包括主动重吸收和被动重吸收），重吸收的胆汁酸经门静脉重回肝脏，经肝细胞处理后，与新合成的结合胆汁酸一道再经胆道排入肠道，此过程称为胆汁酸的肝肠循环。胆汁酸体内含量约3～5g，餐后即使全部倾入小肠也难达到消化脂类所需的临界浓度，然而由于每次餐后都可进行2～4次肝肠循环，使有限的胆汁酸能最大限度地发挥作用，从而维持了脂类食物消化吸收的正常进行。

肝脏的血液供应与腹腔内其他器官有何不同

肝脏有双重血液供应，这是与腹腔内其他器官不同的。肝动脉是肝脏的营养血管，内含丰富的氧和营养物质，供给肝脏的物质代谢，其血流量约占肝全部血流量的20%～30%，压力较门静脉高30～40倍。门静脉是肝的机能血管，其血量占肝血供的70%～80%，压力较低，其血液富含来自消化道及胰腺的营养物质，当流经窦状隙时，即被肝细胞吸收，再经肝细胞加工，一部分排入血液供机体利用，其余暂时贮存在肝细胞内，以备需要时利用。

这两条血管均被包绕在结缔组织鞘内，经肝门（或称第一肝门）进入肝脏，以后就像树枝分叉样分布于腺泡内。由肝腺泡边缘肝小静脉（即中央静脉）汇合成较大的肝静脉分支，最后汇合成的肝静脉主干，进入下腔静脉，称第二肝门。肝的后面肝短静脉有至少3～4条，多至7～8条小静脉注入下腔静脉，称第三肝门。

🩺 门静脉系统在功能上和结构上有何特点

门静脉系统由肠系膜上静脉和脾静脉汇合而成，与腔静脉系统相比，在功能和结构上具有以下特点：①门静脉是肝的功能血管，收集了消化道、脾、胰、胆囊的血液，携带丰富的营养物质输送入肝脏，除作为肝本身的代谢能原外，还合成新的物质，供给全身组织的需要。②其起止端均为毛细血管，起始于胃、肠、胰、脾的毛细血管网，终端为肝血窦状隙，且门静脉主干及较大的属支均无瓣膜结构。③门静脉与腔静脉之间存在较多的交通支，在门静脉高压时，为了使淤滞在门静脉系统的血液回流，这些交通支大量开放，而建立侧支循环，其主要侧支循环有：食道下段与胃底静脉的曲张；脐静脉的重新开放；门静脉系的痔静脉与腔静脉系中、下痔静脉吻合，形成痔核。

🩺 肝脏的主要生理功能

肝脏的血液供应十分丰富，这和它担负着重要的生理功能是分不开的。据研究，肝脏的血液供应 1/4 来自肝动脉，主要供给肝脏所需要的氧气，另 3/4 来自门静脉，后者收集胃肠道和脾脏的血液以供给肝脏营养。

有人把肝脏比作体内的化工厂，是有一定道理的，肝内进行的生物化学反应达 500 种以上，其主要生理功能是：

（1）分泌胆汁：肝细胞不断地生成胆汁酸和分泌胆汁。胆汁在消化过程中可促进脂肪在小肠内的消化和吸收。如果没有胆汁，食入的脂肪约有 40% 从粪便中丢失，而且还伴有脂溶性维生素的吸收不良。

（2）代谢功能：①糖代谢：饮食中的淀粉和糖类消化变成葡萄糖经肠道吸收后，肝脏就能将它合成肝糖原并贮存于肝脏，当机体需要时，肝细胞又能把肝糖原分解为葡萄糖供给机体利用，当血液中血糖浓度变化时，肝脏具有调节作用。②蛋白质代谢：肝脏是人体白蛋白唯一的合成器官。除白蛋白以外的球蛋白、酶蛋白以及血浆蛋白质的生成、维持和调节都需要肝脏参与。氨基酸代谢如脱氨基反应，尿素合成及氨的处理均在肝脏内进行。③脂肪代谢：中性脂肪的合成和释放、脂肪酸分解、酮体生成与氧化、胆固醇与磷脂的合成，脂蛋白合成和运输均在肝内进行。④维生素代谢：许多维生素如维生素 A、维生素 B、维生素 C、维生素 D 和维生素 K 的合成与储存均与肝脏密切相关。肝脏明显受损时会出现维生素代谢异常。⑤激素代谢：肝脏参与激素的灭活。当肝功能长期损害时可出现性激素失调，往往有性欲减退，腋毛、阴毛稀少或脱落。男性阳痿，睾丸萎缩，乳房发育；女性月经不调，还可出现肝掌及蜘蛛痣等。

（3）解毒功能：肝脏是人体内主要的解毒器官，它可保护机体免受损害。外来的或体内代谢产生的有毒物质都要经过肝脏处理，使毒物成为比较无毒的或溶解度大的物质，随胆汁或尿液排出体外。

肝脏的解毒和防御功能

内源性或外源性的有毒物质，大多经肝细胞的作用使其毒性消失、减弱或结合，转化为可溶性的物质以利于排出。肝脏还可将氨基酸代谢产生的大量有毒的氨经肝细胞内的线粒体和内质网上有关酶的作用，形成无毒的尿素，经肾脏排出体外。肝血窦的星形细胞是吞噬系统的重要组成部分。经过肠道吸收的微生物、异物等有害物质，多被星形细胞吞噬消化而清除。

肝脏有2条输入血管和1条输出血管

输入血管即肝固有动脉和肝门静脉，输出血管是肝静脉。肝固有动脉和肝门静脉经肝门入肝之后即反复分支，分别成为小叶间动脉和小叶间静脉。小叶间动脉和小叶间静脉均分支进入肝小叶汇入血窦，动脉血和静脉血在血窦内混合，与肝细胞进行物质交换即汇入中央静脉，中央静脉再注入小叶下静脉，最后汇成肝静脉，经肝后面出肝，直接注入下腔静脉。

引起肝硬化的原因

肝硬化的病因可分为以下 8 类：

（1）肝炎病毒：最常见的是乙型肝炎病毒、丙型肝炎病毒及丁型肝炎病毒的感染。乙型肝炎病毒感染者有部分人发生慢性肝炎，而慢性乙型肝炎又有少部分发展为肝硬化。急性丙型肝炎约一半发展为慢性肝炎，其中 10% ～ 30% 会发生肝硬化。丁型肝炎病毒依赖乙型肝炎病毒方能发生肝炎，有部分患者发展为肝硬化。

（2）酒精因素：长期大量饮酒导致肝细胞损害，发生脂肪变性、坏死、肝脏纤维化，严重者发生肝硬化。

（3）胆汁淤积：长期慢性胆汁淤积，导致肝细胞炎症及胆小管反应，甚至出现坏死，形成胆汁性肝硬变。

（4）瘀血因素：长期反复的慢性心功能不全、缩窄性心包炎及肝静脉阻塞可引起肝脏瘀血，使肝细胞缺氧而坏死、变性，终致肝硬化。其中由于心脏引起的肝硬化称心源性肝硬化。

（5）药物性或化学毒物因素：长期服用某些药物，如双醋酚汀、辛可芬、甲基多巴等可导致药物性肝炎，最后发展为肝硬化。长期接触某些化学毒物，如四氯化碳、砷、磷等可引起中毒性肝炎，发展为肝硬化。

（6）代谢紊乱：铜代谢紊乱，见于肝豆状核变性。铁代谢紊乱，见于血友病、半乳糖血症、纤维性囊肿病、α-抗胰蛋白酶缺乏症、糖原贮积病、酪氨酸代谢紊乱症、遗传性出血性毛细血管扩张症。以上情况与遗传代谢缺陷有关，均可导致肝硬化。

（7）寄生虫感染：血吸虫感染在我国南方多见，可导致血吸虫病，进一步引起肝脏纤维化导致肝硬化。人体感染华支睾吸虫后治疗不及时可发生肝硬化。

（8）其他因素：高度营养不良可致肝硬化，还有少部分肝硬化原因不明。

慢性肝炎与肝硬化有何区别

慢性肝炎其主要病理改变为肝细胞坏死后其网状纤维结构支架塌陷，形成纤维瘢痕。另一种是肝细胞再生，形成大小不等的同心性结节。慢性肝炎临床诊断要点，除病史在 1 年上下可资参考外，应具有下列各项条件：①经常或反复出现症状，一般健康情况下降，劳动能力明显减退。②肝肿大，质度在中等硬度以上，可有触痛，有的伴有脾肿大。增多的蜘蛛痣与肝掌，在诊断上有一定意义。③肝功能呈慢性损害，尤其有白蛋白与球蛋白比例改变者。

临床上可分为：①慢性活动性肝炎：有明显的消化道症状（食欲减退、腹胀、腹泻）及全身乏力。活动后症状可恶化，黄疸缓慢加重，有肝区痛，偶有右上腹痛。有肝脏肿大且伴压痛。转氨酶、麝浊等肝功能检查均有不同程度阳性改变。②慢性非活动性肝炎：症状一般不多，活动后症状并不恶化，偶有乏力、食欲差，可偶有右上腹胀满感，肝肿大多无压痛，肝功能多属正常范围。

肝硬化的主要临床表现为肝、脾肿大，脾大极为常见。但要排除可能引起脾肿大的疾病，如疟疾、黑热病和血吸虫病等。脾肿大在诊断中有一定意义。应用 X 线检查食管或胃底有无静脉曲张，对确定肝硬化的诊断极有价值。一般从病史、体征、肝功试验与慢性肝炎鉴别诊断并不困难，四溴酞酚磺酸钠（BSP）试验极有帮助，超声波检查可协助诊断，肝脏活检可以确诊慢性肝炎或肝硬化，但要严格掌握其适应证。

肝硬化的病理学特点和分类

肝硬化是多种原因引起的慢性肝脏疾病。其特点是肝细胞反复慢性变性坏死，继之纤维组织增生和肝细胞结节状再生，使肝脏正常小叶结构破坏和血液循环途径发生改变，造成肝脏变形、缩小、变硬，并形成结节状而致肝硬化。早期无明显症状，后期则出现不同程度的门脉高压和肝功能障碍的表现。

肝硬化的分类复杂而繁多，有的按病因分类，有的按病变分类，各有优缺点。目前，一般按国际肝病研究（IASL）分类，按病因则分为病毒性肝炎性、酒精性、胆汁性、隐匿性肝硬化；按病变则分为小结节型、大结节型、大小结节混合型和不完全隔型肝硬化。国内常结合病因、病变及临床表现综合进行分类，分为门静脉性（相当于小结节型）、坏死后性（相当于大结节型及大小结节混合型）、胆汁性、瘀血性、寄生虫性及色素性肝硬化。最常见的是门脉性肝硬化，其次为坏死后肝硬化及胆汁性肝硬化。

肝硬化临床分期

肝硬化临床上分为代偿期及失代偿期。代偿期又可称为隐匿期，可无症状，常规肝功能检查正常。当有临床症状时，已进入失代偿期，主要有倦怠、乏力、纳差、腹胀、两胁痛，肝功能显著减退，肿大的肝脏常会缩小，且出现腹水、浮肿、黄疸、发热等。肝硬化的失代偿期临床表现可归纳为两种证候群，即由肝功能减退和门脉高压所引起。

肝硬化腹水的形成机制

（1）血浆白蛋白降低：血浆白蛋白由肝细胞合成，肝硬化时肝细胞功能障碍，使白蛋白的合成显著减少，从而使血浆胶体渗透压降低。在门脉高压因素的参与下，部分血浆从门脉血管内渗至腹腔内而形成腹水。一般认为血浆白蛋白＜30g/L 为一临界数值，白蛋白＜30g/L 时常发生腹水。

（2）门脉压力增高：现已明确，肝硬化时肝内纤维组织增生，引起肝内血管阻塞，导致门脉压力增高，再加上血浆胶体渗透压降低这一因素，使门脉系统内的流体更易渗入腹腔内。

（3）淋巴漏出增加：肝硬化时的再生结节可引起窦后性肝静脉阻塞，导致肝淋巴排泄障碍而压力增高，致使淋巴漏出增加，某些淋巴液无疑会进入腹腔而引起腹水。于手术中可见淋巴液从肝门淋巴丛以及肝包膜下淋巴管漏出，并发现胸导管明显增粗，有时可相当于锁骨下静脉口径。另外，有人发现淋巴管的外引流可使肝脏缩小、腹水减少、脾内压力降低及曲张静脉出血停止。因此，有人指出腹水的形成与淋巴液产生过度与引流不足有关。

（4）醛固酮等增多：醛固酮（可能还有抗利尿激素）在正常情况下系在肝内灭活，肝功能不全可引起对醛固酮及抗利尿激素的灭活不足，造成继发性醛固酮及抗利尿激素增多。这两种激素均能引起远端肾小管重吸收水、钠增加，从而引起水、钠进一步的潴留，形成腹水。

（5）肾脏的作用：腹水一旦形成，由于有效循环血容量的减少，使肾灌注量减少，从而使肾血流量减少，肾小球滤过率降低。后者又可引起抗利尿激素增加，这些因素均能增加水、钠在远端肾小管的重吸收而加重腹水的程度。

（6）第3因子活力降低：近年来发现有效循环血容量减少的另一作用是引起第3因子的活力降低。第3因子是一种假设的排钠性体液因子，这一因子可根据血容量的改变，控制近端肾小管对钠的重吸收。在肝功能不全而有腹水形成以致有效血容量减少时，这一因子的活力即减低，从而使钠的重吸收增加。

上述六种因素的前三种因素在腹水形成的早期起主导作用，故可称为腹水形成的促发因素；而后三种因素则在腹水形成后，对腹水的持续存在起重要作用，故可称为维持因素。维持因素的共同作用机制都是水钠的潴留，只是作用的部位有所不同。由于这两大类因素的共同作用，致使腹水形成并持续存在。

肝硬化门静脉高压是如何形成的

在结节性肝硬化，门静脉高压主要是窦性的。产生的原因为：

（1）肝细胞坏死变性，不能形成正常肝小叶而形成再生结节，再生结节压迫其周围的门静脉和腔静脉属支，使血管狭窄、中断或闭塞，门静脉属支血液流入肝血窦时发生淤积及窦后肝静脉流出道受阻，逐渐形成门脉压增高。

（2）肝小叶中央坏死及纤维化，使中央静脉管壁增厚、闭塞，以致门脉压力增高。

（3）肝动脉分支与门静脉属支沟通吻合，形成动静脉短路，使肝动脉血直接流入门静脉属支，可使已因阻塞而升高的门静脉压力更加升高。

（4）肝小叶内结缔组织增生联结，形成假小叶，致门静脉小分支、肝静脉小分支、肝动脉小分支之间的先行结构被破坏，血管受压。门静脉小分支内也可继发血栓形成，血管发生短路，使门静脉血不经肝小叶进入肝静脉，肝细胞得不到足够营养，可致病情恶化。

何谓脂肪肝，脂肪肝会引起肝硬化吗

脂肪肝是肝脏内脂肪含量增多，脂肪过度充积于肝细胞内超过正常范围时，称为脂肪肝。正常肝脏含脂肪约5%，脂肪肝时肝脏内脂肪含量超过10%，或组织学检查发现80%以上肝实质脂肪化。脂肪充盈于肝细胞内可减弱其功能，易受亲肝性毒物所损害，甚至发展为肝硬化。脂肪肝为可逆性，在合理治疗后可恢复正常。因此早期诊断有重要临床意义。

脂肪肝常无自觉症状，有些类似轻症肝炎，黄疸少见，如有亦为轻度。通过B超、CT可有辅助诊断意义，确诊必须依靠肝活检。

脂肪肝的形成常有以下几类原因。

（1）饮食不当：当各种原因导致蛋白质缺乏，如营养不良、吸收障碍及疾病等，可因缺乏蛋白质引起肝脏脂肪沉积，形成脂肪肝，当人进食过多高脂类食物、过多糖类时，可导致脂肪肝。

（2）长期大量饮酒，破坏了人体正常脂肪代谢，脂肪细胞堆积于肝脏发生脂肪肝。

（3）过度肥胖患者易患脂肪肝。

第 2 章

发病信号

疾病总会露马脚，练就慧眼早明了

🩺 早期肝硬化的临床表现

　　早期肝硬化系指临床上无任何特异性症状或体征，肝功能检查无明显异常，但在肝脏组织学上已有明显的病理变化。国内外研究均已证实，早期肝硬化患者，肝内各种胶原含量均有所增加，其中以Ⅰ、Ⅲ型胶原沉积增多为主。晚期肝硬化以Ⅰ型增多为主，早期以Ⅲ型为主，随着肝纤维化的进展，Ⅰ、Ⅲ型胶原比率由1增至1.59，Ⅰ型胶原纤维增多，参与结缔组织的形成，其可逆性强，主要见于晚期肝硬化。

　　由于早期肝硬化在临床上无任何特异性的症状和体征，故处于亚临床的病理变化阶段，但有部分患者可有如下表现。

　　（1）全身症状：主要有乏力、易疲倦、体力减退。少数患者可出现脸部色素沉着。

　　（2）慢性消化不良症状：食纳减退、腹胀或伴便秘、腹泻或肝区隐痛，劳累后明显。

　　（3）体征：少数患者可见蜘蛛痣，肝脏轻度到中度肿大，多见于酒精性肝硬化患者，一般无压痛。脾脏可正常或轻度肿大。

　　上述临床表现常易与原有慢性肝病相混淆或不引起患者的重视。

肝硬化患者为何易出现脐疝和股疝

在肝硬化伴有腹水时，因腹内压增高很易引起疝气，在腹壁薄弱点处突出，尤以脐疝较为常见，脐凸出时伴有静脉曲张，故局部呈蓝紫色，也有疝癣形成者。当腹水消失，腹内压降低时，疝即消失。疝也可出现于腹水积聚之前，这可能是小肠胀气造成腹内压增高所引起。小肠内气体增多与细菌在肠道内过度繁殖、消化与吸收不良、肠动力减弱而蠕动减少、肛门排气障碍以及门静脉压增高、肠壁发生水肿等因素有关。

为何门脉高压症会引起呕血

门静脉是由肠系膜上静脉和脾静脉汇合而成的。门静脉入肝后分成若干小支与肝动脉汇合为肝窦，然后经肝静脉流入下腔静脉。除此之外，门静脉与腔静脉之间还有数个交通支，其主要的有四个：

（1）胃底和食管下段的交通支：即门静脉经冠状静脉、胃底静脉、食管静脉而与奇静脉相沟通。

（2）直肠下端与肛管的交通支：即门静脉经直肠上静脉、直肠下静脉而与下腔静脉相沟通。

（3）腹壁交通支：即门静脉经脐静脉、腹壁静脉而与上腔静脉或下腔静脉相沟通。

（4）腹膜后交通支：即门静脉系统所属静脉分支与下腔静脉系统所属静脉分支相沟通。

以上四个交通支以胃底和食管下段交通支在临床上最为重要。在正常情况下这些交通支都很细小，血流量都不大。当门静脉回流受阻、静脉压增高时，因门静脉本身无静脉瓣，则门静脉血液可逆流入上述四个交通支中，而使交通支扩张。胃底和食管下段的静脉由于压力差较大，最早发生静脉怒张，日久怒张静脉破裂则出现呕血。

肝硬化时易发生消化性溃疡

肝硬化时发生消化性溃疡的机制可能与下列因素有关。

（1）黏膜微循环障碍：门脉高压时，上消化道黏膜下静脉、毛细血管阻塞性扩张瘀血，微循环障碍，能量代谢紊乱，使黏膜缺乏营养，细胞坏死，形成糜烂、溃疡、出血性病变。因此认为与慢性静脉瘀血造成的缺氧有关。

（2）胃酸作用：肝硬化时胃酸往往增高，当门腔静脉分流形成后，正常存在于门静脉血液内的促胃酸分泌物质（如组织胺、5-羟色胺等）

不通过肝脏灭活，而直接流入体循环，使胃酸分泌亢进，引起黏膜的糜烂或溃疡。

（3）内毒素血症：门脉高压时，肠道吸收的内毒素经侧支循环直接进入体循环，引起内毒素血症而导致消化道出血。

（4）肝功能损害：尤其并发肝肾综合征者，由于有毒物质在体内潴留，可直接破坏黏膜屏障，造成上消化道黏膜的糜烂、溃疡或出血。

（5）感染因素：肝硬化患者，机体免疫功能低下，极易发生感染。感染可作为一种应激因素，使机体处于应激状态，交感神经兴奋性增高，儿茶酚胺分泌过多，内脏血管收缩，使黏膜血供障碍，易发生溃疡。

🔋 肝硬化患者为何易疲倦乏力

疲倦乏力是指人体易疲劳，自感体力下降，精神欠佳，身心难以坚持等情形。其程度自轻度疲倦感觉至严重乏力，乏力程度与肝病的活动程度一致。产生乏力的原因：

（1）患者往往长期食欲不振，进食量减少，导致人体吸收热量不足，不能满足自身营养需要。

（2）肝功能异常，碳水化合物、蛋白质、脂肪等的中间代谢障碍，致能量产生不足。

（3）肝脏损害或胆汁排泄不畅时，血中胆碱酯酶减少，影响神经、肌肉的正常生理功能。

（4）肝硬化时乳酸转变为肝糖原过程发生障碍，肌肉活动后乳酸蓄积过多，引起乏力。

（5）肝硬化时维生素E吸收障碍，引起营养性肌萎缩和肌无力。

肝硬化患者的胃肠道症状

（1）食欲减退：为最常见症状，有时伴恶心呕吐，多由于肝硬化导致门脉压力高，胃肠道阻性充血，胃肠道分泌与吸收功能紊乱所致。

（2）腹泻：相当多见，表现为大便不成形或稀便，无脓血及黏液。多由肠壁水肿，脂肪吸收不良，烟酸的缺乏及寄生虫感染、肠道菌群失调等因素引起。少部分肝硬化其他症状不明显，而以腹泻为主要表现。

（3）腹胀：在临床上比较常见，多由于肝硬化时胃肠蠕动功能障碍、低血钾、胃肠胀气、腹水过多或肝脾肿大等原因所致。

（4）腹痛：引起的原因有脾周围炎、肝细胞进行性坏死、肝周围炎、门静脉血栓形成和（或）门静脉炎。腹痛也可因伴发消化性溃疡、胆道疾病、肠道感染等引起。

肝硬化可以引起贫血

肝硬化时常有程度不等的贫血，其中2/3为轻至中度，主要为正常细胞性或小红细胞性贫血，偶见巨细胞性贫血。引起贫血的原因：

（1）溶血：使大量红细胞长期淤滞在脾窦而发生溶血。

（2）脾功能亢进：对红细胞破坏增加，引起贫血。

（3）由于脂肪代谢紊乱，血浆中有某种异常类脂质可引起溶血。

（4）维生素 B_{12}、叶酸等营养物质的摄入不足、吸收不良和利用障碍。

（5）在非酒精性肝硬化时，失血和缺铁可能是贫血的重要原因。

（6）晚期病例常有红细胞生成抑制和铁的利用障碍。

肝硬化患者的皮肤的改变

肝硬化患者皮肤变化表现为面色灰暗或面色黝黑，往往色素沉着，这种皮肤改变往往是长期病程后形成，一般称为"肝病面容"。原因如下：

（1）由于失代偿性肝硬化时，肝功能减退，肝脏对体内雌激素的灭活减少，雌激素增加，引起体内硫氨基对酪氨酸酶的抑制作用减弱，酪氨酸变成黑色素的量增多所致。

（2）肝硬化者继发性肾上腺皮质功能减退，肝脏不能代谢垂体前叶所分泌的黑色素细胞刺激素，促使黑色素分泌增加。

此外，胆汁淤积性肝硬化患者表现为皮肤黯黄，无光泽，还可有皮肤黄褐斑及黄色瘤形成，系血内类脂质浓度增高，沉积于皮肤所致。

肝硬化患者为何会有出血倾向

肝硬化患者容易出现牙龈出血，鼻腔出血，皮肤摩擦处有瘀点、瘀斑、血肿等，女性出现月经量过多或经期延长，或为外伤后出血不易止住等出血倾向。原因有：

（1）由于肝功能减退，由肝脏合成的凝血因子如Ⅱ、Ⅶ、Ⅸ、Ⅹ等减少，导致凝血功能下降，化验可发现凝血酶原时间延长，活动度下降。

（2）肝硬化者多脾大，脾功能亢进，血小板数量减少，同时血小板功能也下降，使得止血作用减弱。

（3）肝硬化患者毛细血管脆性增加，维生素 C 缺乏，维生素 K 利用障碍，血内抗凝物质增加。

一般来说，随着病程进展，肝病程度加重，出血倾向更明显。

肝硬化患者的内分泌失调表现

肝硬化时，由于肝功能减退，雌激素的灭活减少及雌激素分泌增加，导致血中雌激素增多，同时也抑制了雄性激素的产生；有些患者肾上腺皮质激素、促性腺激素分泌减少，导致以下内分泌失调表现：

（1）男性患者乳房肿大、阴毛稀少。

（2）女性患者月经过少和闭经、不孕。

（3）皮肤毛细动脉扩张、充血而形成蜘蛛痣和肝掌。

（4）性欲减退、生殖功能下降；男女均可发生。男性睾丸萎缩、精子数量和质量下降；女性表现为无排卵周期发生率增高或不孕症。

（5）色素沉着可发生在面部，尤其是眼周围，手掌纹理和皮肤皱褶等处也有色素沉着。

肝硬化患者出现胸水是怎么回事

肝硬化腹水患者伴有胸水者不少见，其中以右侧为多见，双侧次之，单纯左胸最少，仅有胸水而无腹水者甚少。肝性胸水无明显症状，大量胸水时可出现严重的限制性呼吸困难，并可继发肺炎、肺不张、胸膜粘连等。胸水的产生与下列因素有关：

（1）低白蛋白血症，胶体渗透压较低，导致组织液漏出。

（2）由于门脉高压，致使奇静脉、半奇静脉系统压力增高。

（3）肝淋巴流量增加以致胸膜淋巴管扩张，淤积和破坏，淋巴液外溢而形成胸水。

（4）腹压增高，膈肌腱索部变薄，形成膈肌小孔，腹水即可漏入胸腔，临床上采用膈肌修补术和胸膜固定术后，胸水可消失。

肝硬化患者为何会出现黄疸

肝细胞在胆红素的摄取、转化、肝细胞内运行和排出肝外的各个环节中的任何障碍均可引起肝细胞性黄疸。肝硬化时部分患者出现黄疸，原因如下：

（1）肝细胞损害：纤维细胞增生，肝小叶结构破坏，造成毛细胆管破裂，伴有炎症时，引起胆小管管壁通透性增加，排泄功能降低，大量的胆红素（结合胆红素）不能经肝内胆管排出，返流入血液和淋巴液，血中胆红素（主要是结合胆红素）浓度升高。

（2）肝硬化时肝细胞的炎症和肿胀等因素：肝脏摄取、结合和排泄胆红素的能力下降，导致部分胆红素（非结合胆红素）不能在肝脏转化，滞留在血液中，造成非结合胆红素增多。

以上因素使患者血中总胆红素增高，并且结合胆红素和非结合胆红素均增高是肝细胞性黄疸的特点。临床上须排除并发胆系疾病时阻塞性黄疸的可能。肝硬化时出现黄疸表示肝细胞有明显损害，对判断疾病的预后有一定意义。

🩺 为何肝硬化容易合并细菌性感染

肝硬化患者血液免疫球蛋白 IgG 含量不减低，体液免疫功能无减退，而一般健康状况差，营养不良明显，且常出现细胞免疫及防御功能损害，致使容易发生细菌性感染。造成这种现象的原因是：

（1）肝脏网状内皮系统吞噬作用及滤菌功能减退：枯否氏细胞及窦性隙细胞是体内的主要网状内皮细胞，肝硬化患者纤维结合素减少，使肝网状内皮系统吞噬功能减退，加之肝硬化存在门体侧支循环，门脉中的细胞得以绕过肝组织进入体循环，导致败血症发生。

（2）补体成分缺乏、调理作用及趋化活性降低：补体成分由肝脏制造，严重肝硬化及暴发性肝衰竭者的 C3、C5、B 及 D 因子含量减少，导致补体系统激活及替代途径功能障碍。激活补体有调理吞噬细菌作用，肝硬化时，此种调理作用减弱。补体缺乏也导致白细胞趋化因子（C3aC5aC567）减少，粒细胞向炎症聚集的趋化活性降低。

（3）中性粒及单核细胞功能减退：肝硬化患者的中性粒细胞体外黏附功能减退，体内对趋化因子的反应活性减弱。中性粒细胞不容易自毛细管内游走至管壁外细菌感染的部位。粒细胞杀菌作用也减弱，与血清中出现影响补体活性物质、细胞内缺乏谷胱甘肽及超氧化物酶有关。此外，单核细胞的吞噬作用、杀菌活性及细胞杀灭细菌作用也减弱。

肝硬化并发自发性腹膜炎的发生机制

肝硬化患者较其他内科疾病容易并发腹膜炎，其发病机制可能与下列几点有关。

（1）病菌进入腹腔的机会增加：本病的原发感染病灶主要在肠道、胆道、泌尿道，致病菌以革兰阴性杆菌为多。肝硬化患者的小肠上部、空肠、回肠皆有大肠杆菌类细菌繁殖，而正常人除回肠有少量细菌外，小肠其他部位均无细菌生长。晚期肝硬化患者由于门脉高压，导致内脏静脉充血和淋巴管扩张，不仅产生腹水，而且可引起肠黏膜充血、水肿或糜烂，使肠黏膜屏障防御功能降低。尤其在肠道感染时，细菌易从肠道通过淋巴系统或肠壁侵入腹腔。

肝硬化时门脉压力增高，肠道、门静脉内细菌与带菌的淋巴液可从淤血的肝窦壁溢出，经肝门淋巴丛漏入腹腔，或经门静脉与肝静脉吻合支或经门－体循环短路直接进入体循环，以致引起菌血症及腹腔感染。

（2）机体防御功能削弱：肝硬化患者一方面因肝脏本身单核－巨噬细胞系统功能遭到破坏，肝脏清除血液中细菌的能力降低，另一方面由于肝硬化患者常有营养不良、低蛋白血症，而导致补体不足、免疫球蛋白浓度降低以及白细胞趋化功能减弱等，为细菌侵入创造了条件。肝硬化时肠道细菌大量繁殖，细菌抗体上升，使机体产生异常免疫反应，机体抗感染能力进一步下降。

肝硬化腹水时，由于大量液体稀释，腹水中的免疫球蛋白、补体降低及白细胞趋化功能减弱，使白细胞对致病菌的直接杀伤功能削弱。而且腹水中含有丰富的蛋白质、糖与电解质，为一理想细菌培养基，使细菌易于在腹水中生长繁殖。

凡能使机体免疫力降低的各种因素如腹泻、上消化道出血、长期使用激素、应用免疫抑制剂、外科手术、不适当应用抗生素和增加肠内压力的各种操作，如内镜检查、肛门指诊、灌肠等，以及静脉内插管、腹腔穿刺、气囊填塞和导尿等处置，均有可能诱发本病。

老年人肝硬化临床特点

老年人肝硬化除有明显的乏力、食欲减退和腹胀等非特异性症状外，尚有以下几个特点。

（1）黄疸多见：老年人肝硬化的黄疸发生率较高，可达84.4%，程度亦较深。黄疸的发生除提示病变呈活动性、肝细胞进行性坏死、老年人肝功能减退对胆红素的代谢能力降低外，应特别警惕并发恶性梗阻性疾病的可能。

（2）腹水与水肿明显：老年人肝硬化与腹水较明显，发生率分别是89.8%和83.5%。实验室检查人血白蛋白低于30g/L者占82.7%，这与老年人肝硬化合成白蛋白的能力明显降低和营养状况低下有关。因此，老年人肝硬化所引起的腹水比较顽固。

（3）并发症：老年人肝硬化并发症比较多见，包括并发感染、肝性脑病、上消化道出血、消化性溃疡、胆石症、结核、慢性心肺疾患明显增高。

🙍‍♂️ 肝硬化门脉高压的临床表现

肝硬化发展到一定阶段，逐渐表现出如下一些主要临床表现。

（1）脾肿大：一般为中度肿大（是正常的2～3倍），有时为巨脾，并能出现左上腹不适及隐痛、胀满，伴有血白细胞、红细胞及血小板数量减少，称脾功能亢进。

（2）侧支循环建立与开放：门静脉与体静脉之间有广泛的交通支，在门静脉高压时，为了使淤滞在门静脉系统的血液回流，这些交通支大量开放，经扩张或曲张的静脉与体循环的静脉发生吻合而建立侧支循环。主要有：①食管下段与胃底静脉曲张；②脐周围的上腹部皮下静脉曲张；③上痔静脉与中下痔静脉吻合形成痔核；④其他：肝至膈的脐旁静脉、脾肾韧带和网膜中的静脉、腰静脉或后腹壁静脉等。

（3）腹水：是肝硬化门脉高压最突出的临床表现，腹部隆起，感觉腹胀。揭示肝病属晚期。

脾大和脾功能亢进是怎么回事

正常人的脾脏从肋下不能触摸到。肝硬化时因门静脉高压，脾脏血液回流受阻，脾脏逐渐肿大，同时脾脏也发生增生性肿大。脾脏肿大，多为正常的 2 ~ 3 倍，肿大明显者，脾脏下缘可达到平脐或脐下水平，一般脾肿大到一定程度后就不再增大。如果上消化道大出血或通过手术后门静脉压下降，则脾脏可缩小。肿大的脾脏质地较硬、无压痛。但也有少部分肝硬化门脉高压患者始终无脾肿大。

脾功能亢进是指肿大的脾脏对血细胞产生破坏和隔离作用，血中红细胞、白细胞和血小板数量减少，一般血小板减少最明显。脾肿大越明显，贫血程度越重。

肝硬化患者出现"黑便"说明什么

在急性消化道出血时，当出血量超过 20ml 时，大便潜血试验就会呈现阳性；而出血量达 60ml 以上时，大便就会变为黑色，严重者大便有光泽，像"柏油"样，临床上称为"柏油样便"。当肝硬化患者出现黑便时，应特别注意，常揭示有门脉高压性胃黏膜病变、肝硬化并发溃疡出血及食管胃底静脉曲张破裂出血，后者为肝硬化并发上消化道出血的最常见原因，其出血量常较多，病情危险，死亡率多。当然另外一些因素也可以使大便变黑，比如食用猪肝、猪血或服用铁剂、铋剂等，下消化道出血（如小肠出血）且排便间隔时间较长时，也会表现为黑便，但较少见。因此当肝硬化患者出现黑便时，应立即到医院就诊，做大便潜血试验及胃镜检查等，以确定是否出血及出血原因，及时处理。

何谓蜘蛛痣，有了蜘蛛痣就是得了肝硬化吗

慢性肝炎及肝硬化患者常在其脸部、颈部、上肢、胸部和背部出现数个、数十个甚至数百个红色小点，四周有细小的分枝，外观看起来像一个个小红蜘蛛，因此叫"蜘蛛痣"。用大头针或火柴压迫蜘蛛痣中央可使其消失，停止压迫则复现。蜘蛛痣的出现与体内雌激素有关。当慢性肝炎或肝硬化肝功能发生障碍时，肝脏对雌激素的灭活作用减退，体内雌激素相对增加，引起动脉性毛细血管扩张所致。随着肝炎病情的减轻或加重，这种蜘蛛痣会逐渐消失或增多。

虽然蜘蛛痣的出现，在一定程度上可以作为慢性肝炎或肝硬化的标志之一，但是蜘蛛痣并不为肝炎、肝硬化所特有，许多能引起

末梢小动脉扩张的疾病，也有可能出现蜘蛛恙，如类风湿性关节炎、营养不良等。长期饮酒的人，甚至正常人也可偶然发现。女性在月经或妊娠期发现蜘蛛痣并不稀奇，但这种蜘蛛痣常不典型。因此，见到蜘蛛痣不必大惊小怪，要根据不同对象及以往病史综合分析。

肝硬化常见的并发症

（1）肝性脑病：是最常见的死亡原因。

（2）上消化道大量出血：其中门脉高压性因素有六种，以食管胃底曲张静脉破裂出血多见，其他出血原因如急性出血性糜烂性胃炎、贲门黏膜撕裂综合征等。

（3）感染：肝硬化易并发各种感染如支气管炎、肺炎、结核性腹膜炎、胆道感染、肠道感染、自发性腹膜炎及革兰阴性杆菌败血症等。

（4）原发性肝癌：肝硬化和肝癌关系令人瞩目，推测其机制可能是乙型肝炎病毒引起肝细胞损害继而发生增生或不典型增生，从而对致癌物质（如黄曲霉素）敏感，在小剂量刺激下导致癌变。据资料分析，肝癌和肝硬化合并率为84.6%，显示肝癌与肝硬化关系密切。

（5）肝肾综合征：肝硬化合并顽固性腹水且未获恰当治疗时可出现肝肾综合征。其特征为少尿或无尿、氮质血症、低血钠或低尿钠、肾脏无器质性病变，故亦称功能性肾功能衰竭。此并发症预后极差。

（6）门静脉血栓形成：血栓形成与门静脉梗阻时门静脉内血流缓慢，门静脉硬化，门静脉内膜炎等因素有关。如血栓缓慢形成，局限于肝外门静脉，且有机化，或侧支循环丰富，则可无明显临床症状，如突然产生完全梗阻，可出现剧烈腹痛、腹胀、便血、呕血、休克等。

食管胃底静脉曲张破裂的临床表现

肝硬化食管胃底静脉曲张破裂出血是临床常见而严重的症状，病死率较高。常见临床表现为：

（1）呕血：食管胃底静脉曲张破裂时，约半数患者可见呕血，多为鲜红血液，也可为暗红色血液。出血量多，来势凶猛，可呈喷射状，一次可达1000ml。呕血之前可有上腹饱胀感，恶心加重及呃逆等先兆症状。

（2）黑便：部分患者仅有黑便而无呕血，黑便的色泽取决于血液在肠道停留时间的长短，如出血量大而速度快，粪便排出时往往呈紫红色，可根据大便色泽变化及次数来判断出血情况。

（3）心悸、心率快：由于大量血液丢失，血容量严重不足，心脏代偿性加快收缩而出现心率加速，早期可根据血压、脉搏的变化情况，来判断出血的情况。

（4）头晕、黑蒙或晕厥：为血容量不足，血压下降甚则休克，大脑供血不足所致。

（5）皮肤灰白湿冷：出血后，机体为了保证心脑肾的供血，皮肤血管收缩和血液灌注不足而出现皮肤灰白、湿冷。

（6）血压下降：在出血初期，由于机体代偿性收缩其他部位的血管，血液集中在心脏和大血管，此时血压正常或略低，随着继续出血，机体无法代偿，而出现血压下降，甚至出现休克。

（7）血红蛋白下降：出血早期（10 小时以内），由于血管及脾脏代偿性收缩，血细胞压积与血红蛋白可无明显变化，后期血红蛋白水平才能反应失血的程度。

肝硬化患者出现什么情况时应疑及肝癌发生

原发性肝癌多发生在肝硬化基础上，有下列情况时应考虑并发肝癌的可能性：

（1）在积极治疗肝硬化时，病情仍迅速发展与恶化。

（2）进行性肝脏肿大。

（3）无其他原因可解释的肝区疼痛。

（4）血性腹水的出现。

（5）无其他原因可解释的发热，抗生素治疗无效。

（6）血清甲胎蛋白持续性或进行性增高。

（7）B超或放射性核素肝扫描检查发现占位性病变。

肝肾综合征是怎么回事

肝肾综合征，又称为功能性肾功能衰竭，是指严重肝脏疾病患者体内代谢产物的损害，血流动力学的改变及血流量的异常，导致肾脏血流量的减少和滤过率降低所引起，而其肾脏并无解剖和组织学方面的病变。

肝肾综合征的临床表现包括肝硬化失代偿期及功能性肾衰竭两方面的症状和体征。患者常有门脉高压症、脾大、大量腹水、黄疸、氮质血症、少尿、低钠血症等。

据资料统计肝硬化晚期约有 70% ~ 80% 的患者出现氮质血症。肝肾综合征的主要表现如下：

（1）早期表现为少尿，继之无尿和出现氮质血症。起病可急骤，也可较为隐袭。

（2）大多数患者都有大量腹水和黄疸，黄疸可波动很大，最终出现重度腹水和黄疸。

（3）患者症状逐渐加重，表现为食欲不振、乏力、恶心、呕吐、嗜睡、少尿甚则无尿、血压降低，可持续数日至数周，对治疗反应差。

（4）半数以上患者可合并出现肝性脑病。

（5）早期尿检查可正常，中后期可有微量蛋白、红白细胞及少量管型，其特点与肾炎所致尿毒症相反。

（6）仅少数肝肾综合征患者对治疗有效，多数持续加重，直至死亡。

肝性脑病的诱发因素，临床表现如何

在肝硬化伴侧支循环，或施行门 – 腔分流术后的病例，有下列诱发因素常可诱发肝性脑病。

（1）出血：食管胃底静脉曲张破裂出血或胃黏膜糜烂等大出血后，可使门脉血供进一步下降，加重肝损，出血性休克更促使肝细胞坏死，凝血因子更为减少，肝脏解毒作用进一步减弱，出血后肠道积血在细菌作用下产氨，血氨升高，促发肝性脑病。

（2）感染：严重感染可使体内组织分解、代谢增强，氨产量上升，发热和缺氧增加大脑对氨毒性的敏感性。

（3）大量放腹水或大量利尿之后，蛋白质丢失过多，加重肝脏损害，电解质紊乱出现低钾性碱中毒，腹水后有效血容量减少，影响肾血流量和肾小球滤过率，肾素和醛固酮增加，微小血管收缩，肾功能恶化，出现氮质血症，加重肝性脑病。

（4）摄取过多含氨食物：肝功能减退对蛋白质不能耐受，过多食用肉、蛋或其他富含蛋白质食物，均可产生更多的氨，对大脑产生毒性作用。

（5）大量饮酒、大手术、麻醉、安眠药等可增加脑、肝、肾负担，诱发肝性脑病。

肝性脑病临床表现多种多样，发病与原发肝病有关。暴发病毒性肝炎可无诱因而骤然发病，迅速出现昏迷，数日内或可死亡。肝硬化伴有门 - 体分流者，常在诱发因素作用下出现昏迷，除去或控制诱因，且肝脏代偿能力尚佳时，神志可望恢复，但昏迷常反复发作。临床表现可归纳为精神错乱和运动异常两方面。

（1）精神错乱：轻重不等，长短不一，随个体而异。①有神志恍惚，沉默，情绪低沉，讲话缓慢，口齿不清，以后定向力和理解力减退，书写错误，不能完成简单运算及智力活动，如火柴杆摆五角星、搭积木等。②不少患者有睡眠改变，如白天嗜睡，夜间失眠，以后木僵、嗜睡，终致昏迷。③也有先出现欣快、多言、多动等兴奋甚至狂躁表现，以后转为精神抑制性现象，最后发生昏迷。④有些患者衣冠不整，哭笑无常，甚至随处便溺，出现怪癖和幼稚行为，或妄想、幻觉、思维紊乱和行为异常。

（2）运动异常：①扑翼震颤为肝性脑病最具特征的征象，严重时口角和舌，甚至四肢均可抖动。②患者常常取物不准、握物不牢、步履不稳和其他运动失调如舞蹈样动作、共济失调等表现。③随着病变的进展，可出现腱反射亢进、肌张力增强、颈部阻力及锥体束征，甚至出现四肢屈曲、面部肌肉抽搐、头颈后仰及角弓反张等去大脑皮层状态。④进入昏迷后，各种反射迟钝或消失，扑翼震颤也引不出。

第 3 章

诊断须知

**确诊病症下对药，必要检查
不可少**

临床怎样诊断肝脏纤维化

目前诊断肝脏纤维化的方法可分为三大部分。

（1）病理学诊断：到目前为止，肝纤维化诊断最可靠的办法仍然是肝组织活检。但肝组织活检本身也存在许多问题，如肝脏病变的不均匀性而导致的取样误差，以及由于存在一定的损伤性，患者难以接受，很难反复取材等，故而不能动态地观察肝纤维化及纤维化形成的情况。另外，目前还没有可靠的办法确定肝组织胶原的含量，仅根据肝内纤维增生的情况进行大概的估计，因此有一定的局限性。

（2）影像学诊断：对纤维化的特异性识别是影像学研究的一个重要问题，但X线和B超不能对纤维化做出确诊和鉴别诊断。近年来，有人试图利用磁共振成像法来协助诊断纤维化病变。

（3）血清学诊断：血清学诊断是研究最广泛的肝纤维化诊断方法。由于该法取材方便，价格低廉，因而较为实用。其中最重要的为与胶原有关的指标，特别是Ⅲ型前胶原氨基端前肽（PⅢP），是至今临床运用最广泛的一个指标，另外，Ⅲ型前胶原（PCⅢ）、Ⅳ型胶原及其片段，板层素（LN），纤维连接素（FN）等，报道亦较多，对肝纤维化的诊断价值较大。

怎样诊断肝硬化

典型症状的肝硬化患者确诊容易，但部分患者可以无典型的临床症状，处于隐匿性代偿期，此时确诊有一定困难。因此，诊断肝硬化是一综合性诊断。

（1）有病毒性肝炎、长期嗜酒、长期营养不良、血吸虫病或化学药物中毒等病史。

（2）症状：早期（代偿期）有食欲不振、腹水、恶心、腹泻、肝脾轻度肿大、血管痣，晚期（失代偿期）有腹水、出血倾向、黄疸、肝掌、脾肿大、肝体积缩小等。

（3）肝功能检查：代偿期肝功正常或轻度异常，失代偿期肝功明显异常，血浆白蛋白降低，球蛋白升高，其比例倒置，蛋白电泳 γ 球蛋白明显增加。

（4）血象检查：脾功能亢进者白细胞和血小板减少，严重时全血细胞减少。

（5）食管钡透或内镜检查，有食管或胃底静脉曲张。

（6）B超检查：肝脏大小变化、表面和形态，回声改变，门静脉、脾静脉增粗，有腹水，可见液性暗区，脾体积增大。

（7）肝组织学检查：有纤维隔形成且小结节性或混合结节性增

生者可确诊。

血氨升高在肝性脑病的发生上有何意义

氨中毒学说在 20 世纪已有人提出，经过近百年来的大量研究，氨中毒学说受到普遍重视，至今该学说在某些肝性脑病的发生机制中仍然占有重要地位。其根据主要有：①肝性脑病患者血及脑脊液中氨增多；②动物被注入铵盐后陷入昏睡，给肝硬化患者口服铵盐，引起与肝昏迷相同的症状；③采取降血氨的措施可使患者从昏迷中清醒。

血氨增高以后，随血流到达脑组织的氨增多，传统的看法是氨与脑内 α-酮戊二酸结合，生成谷氨酸及谷氨酰胺，使 α-酮戊二酸消耗，而血脑屏障又阻碍了血中 α-酮戊二酸进入脑组织，这样使脑内 α-酮戊二酸减少，三羧酸循环发生障碍，脑组织得不到足够的能量供应而发生功能紊乱甚至昏迷。根据这个原理，临床上应用谷氨酸钠（或钾）治疗肝昏迷，它可以和氨结合成谷氨酰胺，以降低血氨，有一定疗效。然而也有报告肝性脑病时血和脑脊液中 α-酮戊二酸并没有减少，故氨作用于中枢神经系统的原理尚待进一步探讨。氨增多刺激大脑边缘系统异常的兴奋，可能是肝性脑病时出现精神症状的原理之一。

γ-氨基丁酸是中枢抑制性神经递质，它由谷氨酸经脱羧酶作用形成，形成的 γ-氨基丁酸又经转氨酶作用而分解。有报道氨抑制 γ-氨基丁酸转氨酶，结果 γ-氨基丁酸蓄积，出现中枢抑制和昏迷。也有人认为，谷氨酸脱羧酶的辅酶磷酸吡哆醛，在脑中由吡哆醛和 ATP 生成，氨中毒时可能生成不足，以致 γ-氨基丁酸生成减少，使肝性脑病患者出现抽搐和躁动症状。因此认为，对于兴奋型肝性脑病患者宜应用 γ-氨基丁酸，以解除抽搐躁动症状。同时 γ-氨基丁酸可以与氨结合，形成 γ-氨基丁酰胺，起到对氨的解毒作用。

体液 pH 正常时，氨约有 98% 以氨离子（NH_4^+）的形式存在。NH_4^+ 因带正电荷，不易通透。在肝性脑病时，可以是由于血氨升高刺激呼吸中枢引起通气过度，导致呼吸性碱中毒；也可以是长期使用利尿剂、大量输葡萄糖或呕吐等引起的低血钾导致的代谢性碱中毒。碱中毒可加强氨的毒性。此外，细胞内外之间的 pH 梯度暂时增加（细胞内 pH 较细胞外为低），也有利于氨弥散入神经细胞，因而碱中毒能加强氨的毒性，加重肝性脑病。此时纠正低血钾和碱中毒在减轻氨对肝性脑病的毒性作用上有一定意义。

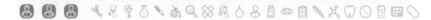

肝硬化时体内氨的来源及去路

（1）氨的来源：人体内氨的来源主要有两条：①氨基酸分解代谢产生的（如各种脱氨基作用）：这是体内氨的主要来源，称为内源性氨；②由肠道吸收的：消化道产生的氨主要是肠道细菌分解含氮化合物产生的，称为外源性氨。因此，当吃蛋白质多时，内源性和外源性均增多。

（2）氨的去路：氨是一种有毒的物质，在正常人血液中含量甚低，一般不超过 0.1mg%。可见氨在体内虽不断产生，但又在不断地迅速地变成其他无毒性含氮物质。其主要去路有：

①合成尿素：这是氨的一条主要去路，合成无毒的尿素，通过肾脏，随尿排出体外。

合成的原料：除氨以外，还有 CO_2。

合成的途径：尿素的合成，并非是直接化合形成，要通过一个复杂的机构，称为鸟氨酸循环。这个循环包括三个主要步骤：第一步骤是鸟氨酸先与一分子氨和一分子二氧化碳结合形成瓜氨酸；第二步骤是瓜氨酸再与另一分子氨反应，生成精氨酸；第三步骤是精氨酸被精氨酸酶水解，产生一分子尿素和一分子鸟氨酸。鸟氨酸可以再重复第一步骤反应。这样每循环一次，便可促使两分子氨和一

分子 CO_2 合成一分子尿素。

尿素合成的场所：主要在肝脏。因为上述各步骤反应所需的酶，特别是精氨酸均存于肝脏。

尿素主要从肾脏排出，当肾功能不良时，尿素排出减少，血液中尿素氮（BUN）含量明显升高。检查此项指标，可作为肾功能的一种方法。

②合成谷氨酰胺：体内的氨除主要用于合成尿素外，还有一部分能与谷氨酸结合，生成谷氨酰胺。谷氨酰胺没有毒性，经血液循环运到肾脏，在肾小管上皮细胞内被谷氨酰胺酶水解，再生成氨和谷氨酸。所生成的氨即肾小管上皮细胞泌氨作用的氨，可直接排入尿中。

另外，氨又可以氨基化其他的 α-酮戊酸，以变回另外一种 α-氨基酸，这就是体内非必需氨基酸合成的途径。氨还可以合成其他含氮化合物，如嘌呤碱和嘧啶碱等。

如上所述，氨有很强的毒性，动物实验证明，血氨含量达5mg%时，可造成兔的死亡。氨在肝脏合成尿素是氨的一条重要去路，当肝功能严重受损时，尿素合成发生障碍，血氨增高，氨进入脑组织而影响能量代谢（如三羧酸循环），可以引起昏迷，所以称为肝昏迷。

基于氨的来源和去路的道理，如果是由于血氨增高而引起的肝昏迷，治疗原则就该是减少来源，增加去路。如少食蛋白质（减少内源性氨），灌肠，减少粪便在肠内停留，用广谱抗生素杀死肠道细菌（减少外源性氨）；用精氨酸或谷氨酸治疗，前者促进鸟氨酸循环合成尿素，后者使谷氨酸与氨结合生成谷氨酰胺，均增加氨的去路。

🩺 肝硬化免疫学变化的临床意义

肝硬化时肝脏的枯否氏细胞（Kupffercell）不能有效地发挥吞噬滤过作用，使门静脉血中的抗原不能被清除，以致出现高抗原血症。业已证明这些抗原主要是肠原菌。大量的抗原刺激脾脏、淋巴结等免疫组织，引起特异性免疫反应，于是产生了大量免疫球蛋白。免疫球蛋白增高主要是肠原菌刺激肝外免疫组织并由 B 细胞（浆细胞）产生的 Ig 增多所致，肝脏本身无制造 Ig 的能力。因此，Ig、γ 球蛋白和总球蛋白增高以及由此而引起的肝功能试验异常，它们不直接反映肝脏损害，不能作为肝功能评价的指标。但这些变化是肝脏间质细胞受累的表现与白细胞合成减少存在着共同的病理基础，因此球蛋白增高伴有白蛋白减少时，对判定肝功损害有较大的价值。

肝硬化的球蛋白增高与肝脏器质性变化程度相平行，升高愈显著表明器质性变化愈明显，则预后愈差。

肝炎后肝硬化的诊断要点

（1）食欲不振、低热症状较多见。

（2）蜘蛛痣、肝掌、浮肿、巩膜及皮肤黄染、腹壁静脉曲张、中等度以上难治性腹水等体征常出现。

（3）肝在代偿期肿大，可有压痛。

（4）脾轻度肿大。

（5）肝功能损害明显。

（6）球蛋白增高，与血浆白蛋白比例倒置。

（7）酶类、HBV-M 及其他，如 HCV 标记检查可明确诊断。

怎样诊断肝硬化合并败血症

肝硬化患者突然发生原因不明寒战高热、白细胞数升高而无局部感染征者，应考虑本病。确诊有赖于血培养。对任何疑为败血症者，应在未用抗菌药物前作血培养。败血症时侵入血液的细菌数量在24

小时内有所变动，因此 24 小时内连作 2 ~ 3 次培养可增加培养阳性率。每次抽血 5 ~ 10ml，应在床旁直接注入肉汤培养基。其中一次抽血时间应选在出现寒战高热时，此时血循环内菌量最多，培养阳性率高。对已用过青霉素的患者，应采用含青霉素酶的培养基。培养生长致病菌时应行抗生素敏感试验，每种药物应作几种浓度，了解最抵抑菌浓度（MIC），作为临床用药剂量参考。

肝硬化腹水与恶性腹水怎样鉴别

恶性腹水可为漏出性（压迫阻塞血管或淋巴管，影响门脉或淋巴回流）、血性（侵蚀破坏血管或癌肿破裂），也可为渗出性和渗漏不典型性。尽管如此，仍以渗出性最常见。但肝硬化并发恶性腹水者，则以渗漏不典型性多见，在检验指标上与良性炎性腹水有许多相似之处，但两者的治疗、预后截然不同，须作进一步鉴别。

（1）血性腹水：若肉眼明显血性或腹水红细胞 > 10 万 /μL，红细胞：白细胞 > 10 ：1，首先怀疑肝癌破裂、腹膜转移或其他肿瘤所致恶性腹水；如为淡血性或红细胞 < 10 万 /μL，多考虑为良性炎症（结核、SBP）或肝硬化患者自发性血性腹水。

（2）腹水 pH：炎症时大多 pH < 7.3，恶性 > 7.4。

（3）腹水蛋白：恶性腹水时由于腹膜炎症及微血管通透性增加，腹水蛋白含量增高，常在 30g/L 以上，腹水 / 人血白蛋白比值大多大于 0.5，或血清 - 腹水白蛋白浓度梯度变小，常小于 1.1，而单纯肝硬化患者有较大的白蛋白浓度梯度。但少数肝硬化患者腹水蛋白也可增高，非癌炎症腹水人血白蛋白比值或浓度梯度也可发生类似情况。

（4）腹水溶菌酶：癌细胞不含溶酶体，无溶菌酶产生，故在渗出性或炎性腹水溶菌酶无增高（＜ 23mg/L）者，常提示恶性腹水。

（5）腹水乳酸脱氢酶（LDH）：渗出性腹水中 LDH ＞ 3.34 μmol（L·s），腹水 / 血清 LDH 比值大于 0.6，常为癌肿或感染。如 LDH ＞ 8.35 μmol/（L·s），腹水 / 血清比值大于 1.0，则高度提示恶性腹水。血性腹水时 LDH 可明显升高，失去诊断和鉴别意义。LDH 同工酶分析也有一定价值，恶性腹水中以 LDH3、LDH4、LDH5 为主，而肝硬化腹水则以 LDH2 为主。

（6）纤维连接蛋白（FN）：为一高分子糖蛋白，分子量40 万 ~ 45 万，主要由成纤维细胞、血管内皮细胞和巨噬细胞产生，有可溶性（血液、体液中）和不溶性（组织中）两种。前者有重要调理功能，参与机体对感染和肿瘤的防御机制，促进枯否氏细胞的吞噬作用；后者是组织细胞外基质的一种成分，主要作用有黏附功能，可促使细胞间、细胞与基质间相互黏附以维持细胞正常形态。

恶性腹水时，可能由于癌细胞合成分泌 FN、癌细胞膜蛋白更新快而释出 FN、癌细胞分解基质中的 FN 释放等因素使腹水中 FN 明显升高，常大于 75ml/L。肝硬化单纯腹水，由于肝脏损害合成减少，且因其分子大而不易漏出，腹水含量不高，肝硬化失代偿期并肝癌时 FN 不增高，并发 SBP 时，可能 FN 调理被消耗使之不增高。但结核性腹膜炎时可增高。

（7）腹水肿瘤标记物：癌胚抗原（CEA）> 15 μg/L，见于恶性腹水，并揭示腺癌；腹水甲胎蛋白（AFP）升高，揭示原发性肝癌转移。

（8）腹水谷氨酰转肽酶（γ-GT）、亮氨酸氢基肽酶（LAP）：肝内 γ-GT 与 LAP 主要存在于肝细胞浆和肝内胆管上皮中，腹水中明显升高，特别是无梗阻性黄疸患者，此二酶有利于肝癌腹膜转移的判定。

（9）腹水铁蛋白：渗出性腹水如果大于 500 μg/L 或铁蛋白腹水 / 血清比值大于 1.0，常提示恶性腹水。

（10）腹水胆固醇：腹水胆固醇大于 1.24mmol/L，则肿瘤的可能性大。但某些 SBP 和结核性腹膜炎时也可增高，鉴别时值得注意。

（11）腹水染色体核型分析：恶性腹水中有较多的染色体分裂象，呈现超二倍体非整倍体异常或畸变，非癌腹水则无变异。此检查对鉴别良性腹水有较高的特异性、敏感性和实用价值，其意义优于一般细胞学检查。

恶性腹水原发者少见，以继发为主，多来自肝、胃肠和卵巢，要注意检查。

肝硬化腹水并发原发性腹膜炎的诊断标准

（1）患者有发热、腹痛、腹部压痛及反跳痛等腹膜刺激症状。

（2）腹水白细胞 $> 0.5 \times 10^9/L$，中性粒细胞 > 0.50，涂片或培养阳性，可确诊为 SBP（培养时应同时作厌氧菌培养）。

（3）腹水白细胞 $0.3 \times 10^9/L$，中性粒细胞 > 0.50，结合临床表现，可诊断为 SBP。

（4）腹水白细胞 $> 0.3 \times 10^9/L$，中性粒细胞 > 0.25，即使无临床表现，也应高度怀疑为 SBP，并按 SBP 治疗。

（5）如未达上述标准，则下列试验阳性者也可诊断 SBP：①腹水 pH < 7.3，或动脉血 – 腹水 pH 梯度 > 0.1。腹水 pH 测定必须在抽出腹水后迅速完成，超过 30min 则腹水中 CO_2 增加，pH 下降。②腹水乳酸盐 $> 0.63mol/L$，但应鉴别恶性腹水和酸中毒；③腹水鲎试验阳性；④腹水腺苷脱氨酶（ADA）$> 6k\mu/L$，但恶性腹水中 ADA

也可升高，结核性腹膜炎时 ADA 达更高水平。

肝硬化时肝功能检查的意义

肝功能检查对肝硬化的诊断和治疗都有重要意义。现将常用的肝功能检查项目介绍如下。

（1）血清谷丙转氨酶（ALT）：人体组织中以肝脏内 ALT 最丰富，任何原因引起的肝细胞损害均可使血清内 ALT 升高，是检测肝细胞最敏感的一项指标。ALT 升高主要见于各型肝炎的急性期和活动期，当肝硬化进展或伴有肝细胞损伤的肝炎活动时 ALT 就可升高。但必须排除各种胆系、胰腺及心肌炎、大叶性肺炎等疾病。

（2）谷草转氨酶（AST）：肝细胞内也含有谷草转氨酶，肝细胞损伤时，AST 可升高，但不如 ALT 敏感，当肝细胞严重坏死时，AST 活力高于 ALT。如果没有心脏疾患（如心肌梗死）、AST 和 ALT 同时升高，则揭示肝细胞受损。

（3）血清胆红素测定：血清胆红素并不反映是否存在肝硬化，但可提示黄疸的性质。肝细胞性黄疸时，血中直接胆红素和间接胆红素均增高，以间接胆红素增高为主。

（4）血清蛋白测定：蛋白代谢是肝脏代偿能力的重要表现，是肝脏慢性疾病损害后的反映。肝硬化时往往白蛋白合成减少，血中白/球蛋白比值降低甚至倒置，比值越低，说明肝脏代偿能力越差。

（5）蛋白电泳：蛋白电泳出现 γ-球蛋白比例增加，提示慢性肝病。肝炎后肝硬化失代偿时，γ-球蛋白增高最为显著。

（6）凝血酶原时间测定：当肝实质细胞受损时，肝脏合成的多种凝血因子可减少。当肝功能严重受损时，凝血酶原时间测定是一项较为敏感的指标，肝硬化晚期时凝血酶原时间延长。

（7）碱性磷酸酶（AKP）：在肝硬化时无特异性，多出现在梗阻性黄疸、原发性胆汁性肝硬化和肝内肿瘤时。

（8）γ-转肽酶：在淤胆型肝炎、慢性活动性肝炎、进行性肝硬化和原发性肝癌时升高较明显。

（9）免疫球蛋白测定：肝炎后肝硬化以 IgG 及 IgA 增高多见，多以 IgG 增高为主。原发性胆汁性肝硬化时 IgM 增高，酒精性肝炎硬化时 IgA 增高常见。

肝硬化时B超检查有什么特点

B超能对肝实质、肝动脉、肝静脉、门静脉、脾脏及其他脏器进行多方位、多角度检测，对肝硬化和门脉高压症具有较高诊断价值。

（1）肝脏大小形态回声改变：肝硬化早期可见肝脏肿大，实质回声致密，回声增强增粗。晚期肝脏缩小，肝表现凹凸不平，呈结节状、锯齿状、台阶状变化、不规则萎缩变形，弥漫性回声增强，分布不均匀。

（2）门静脉高压特点：脾肿大，厚度超过 5cm，长度大于 12cm，门静脉主干内径＞ 13mm，脾静脉内径大于 8mm，门脉右支大于 10mm，左支大于 11mm。

（3）B 超下腹水为带状无回声区，少量腹水就可显示出来，而此时临床上难以发现。

肝硬化时肝穿刺活检有什么价值

（1）可以明确有无肝硬化存在。

（2）鉴别肝硬化临床类型，可区分酒精性肝硬化，还是肝炎后肝硬化，以及是否伴有活动性肝炎。

（3）确定肝脏纤维化和肝硬化的程度，为临床药物治疗，以及预后的判断提供客观依据。

（4）判断药物治疗效果及病情变化情况。

（5）鉴别黄疸的性质和原因，临床上黄疸难以确定病因时，可做肝活检。

（6）多种肝病的鉴别诊断，如肝肿瘤、脂肪肝、肝结核及肝脓肿。

内窥镜检查对肝硬化有什么价值

（1）内镜检查可直接发现是否存在食管胃底静脉曲张，克服了钡餐检查漏诊轻度静脉曲张的缺点。

（2）内镜可明确发现食管胃底静脉曲张的分布走行、曲张程度及静脉表面有无红色征、糜烂和血痂及活动性出血的出血部位。

（3）当急性上消化道出血时，急诊内镜检查对判断出血部位和原因有重要意义，还可行内镜下止血治疗，如喷洒止血药、进行硬化剂注射等。

（4）如发现曲张的静脉有近期出血征象，可采取有关措施，决定下一步的治疗，防止曲张静脉破裂大出血。

（5）还可同时确诊食管、胃及十二指肠有无溃疡、糜烂、炎症和肿瘤等病变。

第 4 章

治疗疾病

合理用药很重要，综合治疗效果好

抗肝纤维化治疗的药物和疗法

近年来，国内外学者针对胶原代谢的诸个环节，提出了一系列抗肝纤维化的药物和疗法。

（1）抑制胶原合成：①肾上腺皮质激素。②干扰素。③前列腺素类似物。④类固醇类物质。⑤前胶原肽。

（2）作用于前胶原的 nRNA 转译后：①秋水仙碱。②金属离子结合剂。③脯氨酸 –4– 羟化酶抑制剂。④脯氨酸类似物。⑤前胶原向胶原后转化的抑制剂。⑥山黎豆等。

（3）促进胶原降解的治疗：目前对促进胶原酶活性的药物的研究仅处于起步阶段，但本类药物的临床意义重大，因为促进过度沉积之胶原的降解就有可能逆转已经形成的肝纤维化。

以上药物和疗法有的因毒副作用较大，临床已停止使用，多数尚处于实验阶段，其确切疗效尚待进一步观察和探讨。

中药能抗肝纤维化吗

近年来中医中药治疗肝纤维化的研究取得可喜的成果，其中活血化瘀药物的应用尤其值得重视。丹参及其复方制剂（861 冲剂）研究表明该中药抗纤维化有效。由于肝纤维化在肝炎急性期即已识破，故活血化瘀中药应早期使用。

抗肝纤维化的药物应具备的作用

根据纤维组织生成与降解的机制，抗肝纤维化药物应具有以下作用：①消除或抑制促肝纤维化形成因子，包括诸多免疫学调节因子。②抑制成纤维细胞基因水平生产胶原分子（α-肽链）遗传信息的转录和翻译。③抑制或阻断成纤维细胞内前胶原分子的生成，包括对α-肽链的羟化与糖化作用，以及三联螺旋构形过程中有关离子与特定酶的反应。④抑制或阻断前胶原分子的细胞外分泌过程。⑤阻止胶原微纤维分子内、分子间的架桥联接。⑥促进胶原和基质的异化与分解。⑦抗肝纤维化免疫活性物质的探索。

为何"强肝软坚汤"能治疗肝硬化

强肝软坚汤的基本方剂组成是：丹参、鳖甲、黄芪、茵陈、栀子、当归、白（赤）芍、生（熟）地、白术、茯苓、丹皮、大黄。其药

物性和药理学特征是:

黄芪有补气升阳,利水消肿,益气固表止汗,托毒生肌等作用。据临床与实验观察,黄芪具有兴奋中枢神经系统,保护肝脏,防止肝糖原减少,利尿与降低血压,增强网状内皮系统吞噬功能,促进抗体形成,诱生干扰素等功能。

丹参活血祛瘀,兼有凉血养血作用,临床和实验观察,丹参有软缩肝脾,改善微循环,恢复肝功能,抑制纤维化和调节免疫功能,抗坏死及退黄作用。最近实验研究表明,丹参可刺激大白鼠血浆纤维联结蛋白水平升高,从而提高网状内皮系统吞噬功能及调理素活性,防止肝脏的免疫损伤,达到保护肝细胞和促进肝细胞再生的作用。

鳖甲软坚散结,并能滋阴清热、平肝潜阳,使肝脾抑制纤维组织增生,提高血浆蛋白。

当归补血调经,活血止痛,润肠通便。临床与实验研究表明,当归有保护肝细胞,防止肝糖原减少,降血脂,改善肝内循环,抗恶性贫血,抗维生素 E 缺乏,以及镇痛、镇静、消炎及抑菌作用。当归的抗贫血作用,可能与其所含烟酸、维生素 B_{12} 等有关。

白芍有养血敛阴,柔肝止痛,平肝阳,安脾止泻(土炒白芍)作用。临床与实验观察,白芍有解痉、镇静(对中枢神经系统抑制)、镇痛、抑菌、止汗及利尿作用。

赤芍同白芍类似，但赤芍偏于活血祛瘀，清热凉血。故患者偏于血热者，可用赤芍代白芍，或两者同用。研究表明，赤芍和白芍都含有芍药甙而有解痉挛作用。赤芍还有镇静，镇痛，解热，抗炎，抗溃疡，降低门静脉高压，降低血清胆红素，扩张心脏冠状动脉，抑制血小板聚集，抗菌抗病毒作用。晚近研究赤芍还有调整微循环、退黄疸及抗坏死等作用。

丹皮清热凉血，活血祛瘀。既除血中伏热以凉血除蒸，又活血祛瘀以消痛，还有化积作用。研究表明丹皮具有抗菌、降压、退热及调经作用。

栀子具有清热泻火，祛湿利胆，凉血止血，安神除烦作用。其特点为清泻三焦之火邪。故栀子有促进血脂代谢，增加胆汁分泌和胆囊收缩的作用，并能抑制体温中枢而达退热作用，此外还有抗菌、消炎、止痛、止血、降压及恢复肝功能作用。

生地有清热凉血，养阴生津，化瘀血生新血，益精髓及除劳热作用。生地有促进血凝而止血，含铁质而生血，以及强心，利尿，降血糖，防止肝糖原减少作用。

熟地系由生地加工而成，作用长于滋阴补血，补肾养肝，填精髓，通血脉。故当需要补肾、滋阴、养血者，可用熟地或两者同用。研究表明，熟地有强心、利尿、降血糖及抗实验性炎性肉芽肿形成的作用，具有抗增生、抗渗出作用。

白术有健脾益气，燥湿，固表止汗，和中安胎作用。临床与实验证明，白术能促进胃肠分泌与缓和胃肠蠕动，增强利尿、排钠氯，增加白蛋白合成、降血糖，以及保护肝细胞和防止肝糖原减少的作用。

茯苓有健脾补中，利水渗湿，宁心安神作用。茯苓含有蛋白质、脂肪、卵磷脂等成分，故有补养作用。本品有缓慢而持久的利尿及促钠钾氯排出和降低血糖的作用。

大黄有泻热通便、泻火凉血、逐瘀通经作用。大黄的作用贵在一个"通"字，几千年来在临床应用而久盛不衰。李涛研究发现，大黄能促使人体产生干扰素，具有免疫调控、防治肝昏迷、提高吞噬细胞的吞噬能力、增强抵抗力、协助机体驱除肝炎病毒、预防和治疗感染等作用。大黄又能解除微循环障碍，恢复组织细胞正常代谢和血液供应，促使肝细胞再生。并可通过泻下作用使滞留在肠道中的病原体、毒素以及各种肠源性有毒物质加速排出，减少吸收，从而减轻肝的内毒素血症对人体的损害。

茵陈清热利湿退黄疸，能清肝胆之郁热。经研究证明茵陈有利胆解热及抗病毒、保肝、降血脂、降压、促进胆汁分泌的作用。

老年人肝硬化的治疗原则

老年人肝硬化的治疗原则与普通肝硬化相同，但应根据老人的生理特点予以适当的调整。

（1）加强支持疗法：随着衰老的进展，老年人全身生理功能逐渐低下，体质较差，肝脏合成蛋白的能力降低，因此，应特别注意加强支持疗法，定期输注血浆、蛋白制剂与复合氨基酸，以利于增强体质，有助于腹水消退和预防出血。

（2）积极预防与治疗并发症：老年人肝硬化并发症较多，特别是并发感染的机会增多，故应积极预防和治疗并发症，迅速控制感染。应选择最有效的抗生素，剂量应足够，疗程应适当长一些，但应避免使用对肾脏有毒性的药物。

（3）用药剂量偏小：老年人肝硬化患者肝脏药物代谢能力低下，特别是单胺氧化酶（混合功能氧化酶）系统的功能低下，因此对老年人肝硬化患者用药应慎重，剂量要比青壮年适当减小，以免发生意外。

（4）合理应用利尿剂：对于有腹水和水肿的老年肝硬化患者，应合理使用利尿剂，注意掌握好剂量，一般剂量要偏小。在使用利尿剂的过程中，应特别注意防止发生水和电解质紊乱。

（5）及时处理好上消化道出血：老年人肝硬化并发上消化道出血时，输血是一项必要的措施，但应该注意输血量和输血速度，以防发生肺水肿。有冠状动脉硬化者应避免使用血管加压素，对于这类患者，急诊手术死亡率很高，应尽量避免。

肝硬化上消化道出血的一般治疗

（1）卧床休息、保持安静：肝硬化患者一旦发生上消化道出血后，若有过度的精神紧张，可给以安定等药物，但禁用有损害肝脏的药物，如氯丙嗪、吗啡、巴比妥类药物，以防诱发肝性脑病。

（2）体位：目前不主张用头低位，以免影响呼吸功能，宜采用平卧位并将下肢抬高。

（3）保持呼吸道通畅：当发生呕血时，头部应偏向一侧，以防将血液吸入气管而发生死亡。

（4）吸氧：上消化道大出血者，多有低氧症的存在，后者又是诱发出血的因素，应及时给以吸氧。

（5）禁食：当发生呕血时，禁食1～2天，逐渐改为流食、半流食，然后过渡到普食。但不应食用粗糙而硬的食物，以免诱发再出血。

（6）预防感染发生：当发生呼吸道感染、自发性腹膜炎、肠道感染、泌尿系统感染以及败血症等时，可使血氨升高，诱发肝性脑病。合理地选用抗生素可治疗和预防感染的发生。

（7）加强护理，严密观察病情：主要包括：①呕血与黑便情况；②精神神志变化；③脉搏、血压和呼吸情况的变化；④肢体是否温暖，皮肤与甲床色泽的情况；⑤周围静脉特别是颈静脉充盈情况；⑥记录每小时尿量；⑦定期复查红细胞计数、血红蛋白、白细胞压积与血尿素氮；⑧必要时进行中心静脉压的测定，老年患者需进行心电监护。

（8）迅速建立静脉通路，快速补液，输注血浆代用品。

肝硬化上消化道出血输血的指征

输血是一种重要的治疗措施。应输新鲜血，少用库存血，以免诱发或加重肝性脑病。过去通常采取新鲜全血，自20世纪80年代开始，成分输血在我国逐渐推广应用。肝硬化上消化道出血时输血的指征必须严格掌握。

出血量大而出现出血性休克时是输注新鲜血液的绝对指征。一般出血量小者，不必输血。脉搏大于120次/分、血压小于12/8kPa、血红蛋白 < 82g/L，是输血的客观指标。一般认为一次出

血量在 500ml 以下，无全身症状，尿量小于 30ml/h 时，提示有 30%
以上的细胞外液丢失，此时肾血流量降低，测定 CVP 有助于了解血
容量的情况。出现休克状态，提示为大量而急骤的出血，失血量在
数小时内超过 1000ml 或失血量达循环血量的 20% 以上，为急症输
血的指征。

🔖 怎样治疗早期肝硬化

（1）饮食治疗：应给予高蛋白、高热量、高维生素的混合性饮食。
每天蛋白 1g/kg 体重，及新鲜蔬菜水果等。一般主张食物热量供给的
来源，按蛋白质 20%、脂肪及碳水化合物各 40% 分配。

（2）病因治疗：根据早期肝硬化的特殊病因给予治疗。血吸虫
病患者在疾病的早期采用吡喹酮进行较为彻底的杀虫治疗，可使肝
功能改善，脾脏缩小。动物实验证实经吡喹酮早期治疗能逆转或中
止血吸虫感染所致的肝纤维化。酒精性肝病及药物性肝病，应中止
饮酒及停用中毒药物。

（3）一般药物治疗：根据病情的需要主要补充多种维生素。另
外，护肝药物如肌苷为细胞激活剂，在体内提高 ATP 的水平，转变
为多种核苷酸，参与能量代谢和蛋白质合成。用中药可达到活血化

瘀、理气功效，如丹参、黄芪等。大多数作者认为早期肝硬化患者，盲目过多地用药反而会增加肝脏对药物代谢的负荷，同时未知的或已知的药物副作用均可加重对机体的损害，故对早期肝硬化患者不宜过多长期盲目用药。

早期肝硬化进展期的治疗研究的进展

新近对胶原代谢的研究，认为肝内Ⅰ、Ⅱ型胶原几乎等量存在，处于合成和分解的动态平衡，在病变早期新胶原合成增加，而晚期胶原合成可正常或增加，但降解明显减少，因此，在疾病的早期要采取适当的治疗，可能有助于肝纤维化的逆转。目前有关抗肝纤维化治疗报道较多，但大多数停留于实验阶段，需要进一步的临床观察。

（1）秋水仙碱：有报道采用 1mg/d，每周用 5 天，长达 5 年及 10 年，能显著改善症状，增加患者的存活率，且未见明显的副作用，其 5 年及 10 年好转率为 46% 及 30%，对照组为 18% 及 14%，对慢性活动性肝炎治疗的有效率为 66.7%。其主要作用为抗炎和诱导胶原酶的合成和分泌，促进胶原的分解，增加胶原的活性，降低胶原的关联作用。

（2）前列腺素 E（PGE）：根据 PG 与肝脏的实验研究，认识到肝脏生产 PG 的速度，随年龄的增加而减慢，但在肝脏受损时产生 PG 的速度加快，肝细胞膜上有特异的 PG 结合点，对 PGE 有相当高的亲和力和特异性。中维法等观察到 PGE_2 可预防 D- 氨基半乳糖所致的大鼠肝损伤。PG 可稳定溶酶体增强细胞膜的稳定性，PGE_2 可缓解平滑肌痉挛，使血管扩张，而使肝血流量增加，肝动脉和门静脉压降低。PGE 在慢性活动性肝炎患者的治疗中，可纠正异常的 T 细胞亚群，即 T_3、T_4 增加，而 T_8 下降。采用 PGE150 ～ 200μg/d 或隔日用药，经 10 ～ 30 天治疗后，可使重症肝炎的病死率下降，但对肝硬化的治疗效果，仍待进一步的临床观察。

（3）干扰素（Interferon）：对急性非甲非乙型肝炎的治疗，可防止疾病的慢性化。γ - 干扰素有抑制纤维化的作用。

（4）青霉胺：为一种含有硫基的重金属络合剂，具有抑制胶原合成，使胶原溶解从而减少肝内纤维化的作用。采用该药 0.3 ～ 0.9g/d，6 ～ 9 个月为 1 个疗程，可改善肝豆状核变性患者的肝功能，并可逆转神经系统的症状。

（5）马洛替酯（Malotile）：可能与抗肝损伤、抑制炎症反应及抑制成纤维细胞迁移及增生有关。国产马洛替酯目前正在临床使用观察阶段。

（6）中药治疗：许多中药具有防治肝纤维化作用，如丹参、田

三七、桃仁、冬虫夏草、粉防己碱，方剂有强肝软坚汤等，均有待更多的深入研究。

肝硬化的治疗原则

目前，肝硬化的治疗以综合治疗为主。肝硬化早期以保养为主，防止病情进一步加重；失代偿期除了保肝、恢复肝功能外，还要积极防治并发症。一般来说，治疗原则如下：

（1）合理饮食及营养：肝硬化患者合理饮食及营养，有利于恢复肝细胞功能，稳定病情。优质高蛋白饮食，可以减轻体内蛋白质分解，促进肝脏蛋白质的合成，维持蛋白质代谢平衡。如肝功能显著减退或有肝性脑病先兆时，应严格限制蛋白质食物。足够的糖类供应，既保护肝脏，又增强机体抵抗力，减少蛋白质分解。肝功能减退，脂肪代谢障碍，要求低脂肪饮食，否则易形成脂肪肝。高维生素及微量元素丰富的饮食，可以满足机体需要。

（2）改善肝功能：肝功中的转氨酶及胆红素异常多揭示肝细胞损害，应按照肝炎的治疗原则给予中西药结合治疗。合理应用维生素C、B族维生素、肌苷、水飞蓟宾、甘利欣、茵栀黄、黄芪、丹参、冬虫夏草、灵脂及猪苓多糖等药物。

（3）抗肝纤维化治疗：近年国内研究，应用黄芪、丹参、促肝细胞生长素等药物治疗肝纤维化和早期肝硬化，取得较好效果。青霉胺疗效不肯定，不良反应多，多不主张应用，秋水仙碱抗肝纤维化也有一定效果。

（4）积极防治并发症：肝硬化失代偿期并发症较多，可导致严重后果。对于食管胃底静脉曲张、腹水、肝性脑病、并发感染等并发症，根据患者的具体情况，选择行之有效的方法。

门脉高压症的药物治疗原理

门脉高压的药物治疗主要是对食道静脉曲张出血的治疗和对再出血的预防。治疗的目的是通过药物作用，降低门静脉和曲张静脉的压力，从而减低曲张静脉的血管壁张力。目前治疗门脉高压的药物主要是调节过多的内脏循环血液，血管收缩药物通过降低内脏动脉血流，而降低门脉压力。血管扩张剂则减低肝内和或肝外阻力而降低门脉压力。

常用降低门静脉高压的药物

近几年研究表明，药物治疗门脉高压及所致的上消化道出血，效果肯定，简便易行，且门脉高压的药物治疗是长期的。

（1）血管收缩剂

①血管加压素及其同类物：可使内脏小动脉收缩，门脉血流减少，主要用于食道静脉曲张破裂出血的治疗。由于血管加压素对心脏血管副作用大，故主张与硝酸甘油并用，是当前国人第一选择，且价格低廉。其同类物三甘氨酸赖氨酸加压素（特利加压素），几乎无心脑血管副反应，半衰期长，止血率高。

②生长抑素及其同类物：生长抑素人工合成制品叫施他宁，其同类物如奥曲肽（又叫善得宝），可抑制胰高血糖素、血管活性物肽等血管扩张肽的产生和释放，收缩内脏血管，减少门脉血流，同时抑制胃酸、胃泌素等物质的分泌，创造有利的止血环境。其控制食管静脉曲张出血的有效率是45%～90%，与血管加压素、三腔二囊管压迫、注射硬化剂治疗疗效相近，但副作用少。

③β-肾上腺素能受体阻滞剂：常用药有普萘洛尔、纳多洛尔，多用于预防静脉曲张患者的初发和再发出血，但不能降低死亡率。普萘洛尔使用宜从小剂量开始，根据病情调整。纳多洛尔不在肝脏

代谢，不影响肾血流，较普萘洛尔副作用小。

（2）血管扩张剂

①硝酸酯类：有硝酸甘油、5-单硝酸及二硝酸异山梨醇酯。一般不单独用于急性静脉曲张出血的治疗。硝酸甘油与血管加压素联用，以减少副作用，并可使其用量加大。硝酸酯类药物与普萘洛尔联用，可进一步降低门脉压力，用于门脉高压出血的初级及二级预防。

② α-肾上腺素能受体阻滞剂：使肝内小血管扩张，降低门脉流出道及肝外侧支循环阻力。此类药物有酚妥拉明、哌唑嗪等，应用相对较少，多用于预防食管静脉曲张出血。

③钙通道阻滞剂：可松弛血管平滑肌，降低肝内外静脉阻力，使门脉压力下降，主要用于预防静脉曲张的初发及再发出血。目前应用的药物有心痛定、维拉帕米和粉防己碱，尤以汉防己甲素为主。

何谓内窥镜硬化剂注射疗法

内窥镜硬化剂注射疗法是指在内镜下用特制的注射针注射药物（硬化剂）于曲张的静脉内或静脉旁，使食管曲张静脉发生闭塞，从而防治食管静脉曲张破裂出血。

注射方法分为血管内、血管外及血管内外联用三种方式。静脉内注射硬化剂造成血管炎性改变，使之变细、闭塞，发生纤维化，这种方法见效快，适用于紧急止血。静脉旁黏膜下注射硬化剂，导致结缔组织增生纤维化，从而增加对曲张静脉的张力，加强了对曲张静脉的保护，防止血管壁破裂出血，这种方法产生效果缓慢，主要用于预防再出血，多在出血静止期采用。

内镜下注射硬化剂治疗肝硬化上消化道出血的适应证及禁忌证

适应证：①其他方法难以控制的食管胃底静脉曲张破裂出血采用硬化剂注射紧急止血；②重度食管胃底静脉曲张，有出血史者，高龄，肝功能严重受损伴严重并发症，不能耐受手术者；③以往有食管静脉曲张出血，当前仍有出血倾向者，进行硬化剂治疗，预防再出血；④近期曾有出血的食管静脉曲张者，有可能施行手术治疗，止血成功将为手术治疗提供较好条件者。

禁忌证：①患者有上消化道大出血，呼吸、循环状态不稳定者，或处于休克状态；②肝性脑病意识不清或有肝昏迷前驱症状者；③内镜视野非常不清晰，不能满意暴露曲张的静脉者。

内窥镜下应用套管法治疗食管胃底静脉曲张是怎么回事，疗效怎样

本法采用一外径为 20mm 透明外套管，其前端有一 0.7mm × 3.0mm 侧窗，管壁内有穿刺针通道，食管内径转动套管，使曲张静脉突进侧窗内，呈息肉样隆起，穿刺针沿通道插入曲张静脉内，由于套管起支撑作用，食管蠕动消失，内镜下视野清晰，不受呼吸心跳影响，然后注射硬化栓塞剂。若注射后有活动性出血，经旋转套管，即可有效压迫止血。本法用凝血酶与 5% 地塞米松 5mg 混合为硬化栓塞剂，每毫升含凝血酶 200u，每条曲张静脉注射凝血酶 1.0 ~ 1.5ml，后追加 5% 鱼肝油酸钠 2 ~ 3ml，凝血酶使血管内迅速形成红色血栓，阻塞血流，硬化剂造成血管炎性改变，两者协同作用，使封闭荒废血管作用加强。据国内资料统计，对食管静脉曲张出血行硬化栓塞治疗，急诊止血率 100%，食道曲张静脉消失率达 88%，疗效优于单纯硬化法，半年内再出率为零。本法为一次注射完成治疗。

内窥镜下气囊法治疗食管胃底静脉曲张是怎么回事

本法于内镜前端变曲部后方套入带注气导管的柱状气囊，其距内镜前端长度因治疗对象不同而异。治疗食管静脉曲张时，气囊距前端2cm，治疗胃底静脉曲张时，其距离20cm为宜。穿刺注射前将气囊注气10～20ml，使曲张静脉怒张，视野相对固定，不受呼吸心跳及食管蠕动的影响，气囊另一作用是阻断回心血流，防止栓子流入大循环造成异位栓塞，术中一旦大出血，可将内镜向前推进用气囊压迫穿刺点防止出血。此法可注入硬化剂，亦可注入组织粘剂。用TH胶作为栓塞剂，具有遇组织液、血液固化快、粘接强度大之特点，一次性注射治疗可达止血和栓塞目的。

食管胃底静脉曲张破裂的介入治疗有哪些，疗效怎样

（1）脾动脉栓塞术：通过部分性阻塞脾动脉减少脾动脉血流，降低门脉压力，来达到止血目的，同时保留了脾脏免疫功能，因此更适用于伴有脾功能亢进的患者。目前本法已成为替代外科性脾切

除术的一种有效治疗方法。其栓塞面积最好达到70%左右,其步骤是:
①股动脉穿刺后插管后行选择性脾动脉造影,确定脾动脉的走行及
分支数目,并初步估计应栓塞面积。②将浸泡广谱抗生素药液的明
胶海绵颗粒经导管注入脾动脉,注入量根据脾动脉分支血流减慢程
度而定,达到有效栓塞面积。

（2）经肝食管胃底曲张静脉栓塞术:方法是首先通过经皮肝脏
穿刺途径,将导管置入门静脉并选择插入胃冠状静脉及胃短静脉。
然后由导管注入栓塞剂。其发展并不很快,原因是术后并发症较多
且比较严重。

（3）经颈静脉肝内门腔静脉内支架分流术（TIPSS）:原理是:
经颈静脉－下腔静脉－肝静脉入路,在肝内肝静脉和门静脉之间建
立一条人工分流道,并借助置入的内支架的支撑作用来保持分流道
的通畅,从而使部分门脉血液分流入体循环,达到降低门脉压力,
防治食管胃底静脉曲张破裂出血的目的。从临床疗效来看:TIPSS 在
控制急性消化道出血方面有明显效果,尤其是对外科术后及对于食
管硬化治疗后再出血而不能手术或硬化治疗者,均可获得良好效果。
本法只需局麻,损伤性小,明显减轻了对患者的损害,对肝功能差
者更有益。TIPSS 术后肝性脑病虽有发生,但比外科分流术程度轻,
药物治疗效果良好。其缺点是肝内分流道狭窄及闭塞的发生影响了

TIPSS 的中远期疗效。

🩺 肝硬化门静脉高压症大出血的外科治疗情况如何

外科治疗肝硬化门脉高压症有断流术和分流术两种主要类型的手术。断流术是切断门奇静脉间的反常血流，阻断门静脉返流到食管胃底的血流，达到防止出血的目的。分流术是用各种方法把门静脉的血流引导到体循环中去，来降低门脉压力。应根据肝功能情况决定处理方法，目前国内学者多主张在急性出血时采用断流术进行治疗，常用的术式有贲门周围血管断流术、胃底贲门周围血管结扎术和胃底横断术。也有学者采用脾切除 – 贲门周围血管断离术进行治疗，很少出现术后再出血情况。优点是止血彻底，能保证肝脏血流灌注，有利于肝功能恢复，手术操作简单，损伤小，手术病死率低，易于推广。

分流术主要的术式有脾肾静脉分流术、门腔静脉分流术、脾腔静脉分流术、肠系膜静脉下腔静脉分流术、冠状静脉下腔静脉分流术。

食管曲张静脉破裂大出血的手术治疗指征

（1）经内科和内镜注射硬化剂或套扎止血并经一定的疗程而出血复发者。

（2）经内科内镜和三腔管压迫止血，出血仍然不止而患者一般情况尚好，肝功能在Ⅱ级以上，可考虑行紧急手术止血。

（3）患者居住远离医院，呕血停止后无条件行较保守的方法治疗，肝功能恢复后可行手术，预防再出血。

（4）内镜下发现食管曲张静脉壁上有樱桃红点是将破裂征象，患者虽无呕血史，可考虑行预防出血的手术。

（5）患者有巨脾症，遇意外有破裂的可能时，可考虑手术治疗。

急性食管静脉曲张破裂大出血的急症手术方法有何优缺点

急性食管静脉曲张破裂大出血非手术治疗包括药物治疗、三腔二囊管压迫、经肝冠静脉栓塞、内镜下硬化剂注射、曲张静脉套扎术及新近开发的经颈静脉肝内门体分流术（TIPSS）失败后，手术治疗可分为急症手术及择期手术二类。急症手术死亡率高，手术预后与原发肝病程度密切相关。目前用于控制急症曲张静脉出血的手术有四类。

（1）非选择性门体分流术为最普遍用于控制急症出血的术式，常用术式为门 – 腔静脉分流，腔静脉 – 肠系膜上静脉间置分流术，其优点为控制出血迅速有效，其缺点为分流后向门脉血流降低，肝性脑病发病率较高。

（2）选择性门体分流术：共代表术式为远端脾肾静脉分流术，优点为维持肠系膜静脉之高压和保护肝脏门脉血流灌注，并保留了完整的肝门解剖，不影响以后肝移植的进行，缺点为减压不完全，手术难度高，要求手术医师有一定的经验。

（3）去血管化手术：术式有食管横断术或胃冠状静脉结扎术。优点为简单易行，近期止血效果佳，其缺点为不适用于胃曲张静脉出血及门脉高压性胃出血。

（4）肝移植术：以上各种治疗，均以止血为主，而对肝病本身无益，抑反有害，但由于供肝来源有限，故肝移植术开发有很大困难。

🩺 常用治疗肝硬化胃黏膜糜烂及溃疡出血的药物

肝硬化合并溃疡出血、胃黏膜病变出血、胃黏膜糜烂出血时，应用药物治疗可达到止血的目的，常用药物分类如下：

（1）止血或凝血类药物：如维生素 K、酚磺乙胺、6- 氨基己酸、氨甲苯酸、卡巴克洛、巴曲酶。往往几种药物联用。

（2）局部止血药：口服或胃内灌注止血药，可直接作用于出血部位，常用药物有凝血酶、去甲肾上腺素液、高氏液、巴曲酶、云南白药、生大黄粉等。使用后注意变换体位，使药物在胃腔内均匀分布，提高止血效果。

（3）抑酸药：H_2 受体拮抗剂有西咪替丁、雷尼替丁和法莫替丁。离子泵抑制剂目前应用的药物有奥美拉唑、兰索拉唑。有效的抑酸治疗使胃内 pH 达到 5 以上，是促进凝血的有力措施。

（4）胃黏膜保护剂：硫糖铝可在溃疡表面形成屏障，吸附胃蛋白酶和胆酸，轻度中和胃酸。前列腺素 E_2（PGE_2）抑制胃酸分泌，保护胃肠道黏膜，加速病变愈合。

（5）生长激素释入抑制因子及其衍生物：如生长抑素及奥曲肽，可抑制胰高血糖素、血管活性肠肽等的产生和释放，收缩内脏血管，同时抑制胃酸、胃泌素等物质的分泌，创造有利的止血环境。

肝硬化门脉高压患者可行预防性手术治疗吗

在肝硬化患者中，约有 40% 患者出现食管胃底静脉曲张，而食管胃底静脉曲张的人中约有 50% ～ 60% 并发静脉曲张破裂出血。因此并不是每个门脉高压患者都会并发大出血，也说明每个门脉高压患者并不都要进行"预防性手术"。近年来，多数学者主张只对有门脉高压症出血史的患者进行手术，这些患者多数有周期性大出血的特点，因此可以选择外科手术治疗。

使用双囊三腔管压迫止血的适应证怎样

（1）由门静脉高压引起的食管胃底静脉曲张破裂出血，出血量大，药物治疗效果欠佳者。

（2）食管胃底静脉曲张破裂出血反复发生，但又不能立即手术，用此管压迫止血等待手术。

（3）患者不能手术，又无条件进行内镜治疗。

如何使用双囊三腔管压迫止血

双囊三腔管在肝硬化食管静脉破裂大出血时，应用不受条件限制，是各级医院采用并行之有效的止血方法，但对插管操作、气囊充气、牵气压迫、压迫时间以及疗效观察均有具体要求。

（1）插管准备：将双囊三腔管用 75% 乙醇或 01% 新洁尔灭浸泡消毒，用注射器（100ml）分别注入胃囊内空气 150～200ml，压力相当于 6.7～8.0kPa，食管囊注气 120～150ml，压力大约 5.3～6.7kPa，并作记录，充气及测压检查要求两个气囊膨胀均匀，弹性良好，无漏气现象。向患者讲明操作过程及可能出现的不适感，要求患者密切配合。

（2）插管：抽尽囊内气体，涂上石蜡油，患者取侧卧位，防止呕血时呛入气管而窒息死亡。将三腔管自鼻腔插入，到达咽部时会有不适感，让患者做吞咽动作，医生顺势送入食管内，当三腔管送入 30cm 并抽出胃内容物时，证明已达胃腔。

（3）注气：注气量按体外测定的数据为准，并测压，注完气后用止血钳夹住三腔管，并向外牵引 1～2cm，此时觉有弹性和阻力则表示胃囊已达胃底贲门口处，在有中等阻力的情况下，用宽胶布固定于患者面部，测定并记录压力和时间。

（4）将胃肠减压器与胃管连接，连续观察吸出的内容物，如胃内容物由红色逐渐变为咖啡色，继而清亮，证明出血停止，如抽出物仍为血性或鲜红色，则说明出血未止，可能压力不够或压迫部位不对，可放气后将三腔管转动半圈重新注气或连同食管囊一并注气，以协同止血。气囊压迫过程中，每4～6小时检查气囊压力情况。

（5）出血停止后，将三腔管的外端系上一绷带，悬挂500g的重物，固定在牵引的滑车上。患者取平卧位，头部稍抬高。每8～12小时需放气并松开牵引一次，防止气囊压迫部位因时间过长发生黏膜坏死。先放食管气囊，再放胃气囊，同时吞服20ml石蜡油，防止气囊与黏膜粘连。

（6）出血停止24小时后，可放出气体，松开牵引，再观察24小时，没有再出血，可拔管，拔管前抽尽气体，同时服石蜡油30ml，以润滑管壁，将管缓慢拔出。

（7）拔管后要求禁食1日，然后予全流食1～2日，逐步过渡到半流质饮食，避免刺激性食物。

脾功能亢进的解决方法有什么优缺点

脾功能亢进是肝硬化门脉高压的重要并发症，表现为脾肿大及一种或几种血细胞的减少。脾功能亢进的解决方法有：

（1）传统采用脾切除手术治疗：某些患者因自身条件限制无法接受手术，某些人切脾后由于丧失破血器官，容易发生高黏滞度血症，并因失去一个较大的免疫器官，机体抵抗力受到损害，容易并发感染，目前其应用受到部分限制。

（2）部分脾栓塞术：栓塞面积30%～70%，保留了部分正常脾组织，此法相对安全、有效而并发症少，国内已相继开展，但也有很多并发症，操作较复杂。

（3）目前国内亦有采用经皮脾内注射无水酒精：可造成部分脾实质无菌性坏死，而获得良好的疗效。大量脾组织破坏，使脾对血细胞的破坏减少，使外周血细胞升高。操作简单，安全，并发症少，但国内开展未普及。

肝硬化腹水的治疗方法

腹水是肝硬化失代偿期的主要表现之一，发生机制较复杂，目前治疗腹水有以下方法。

（1）初次出现腹水或少量腹水者，注意卧床休息，低盐饮食（每日食盐量2～4g）。适当限制水的摄入量（每日入水量约1～1.5L）。

应合理营养，加强保肝治疗，经常检查肝功、肾功及血电解质，对于低蛋白血症者，适量补充白蛋白、血浆，这样可使部分患者腹水消退。

（2）药物治疗：通过休息、限盐等措施疗效不明显者，应考虑使用利尿剂，促使水钠排出，减少腹水。常用的有保钾利尿剂如螺内酯、氨苯喋啶。因为腹水的发生与血浆中醛固酮水平有关，而螺内酯能够竞争性抑制醛固酮对水钠的潴留作用，增加肾脏对钠的排出而起利尿作用，所以常把螺内酯作为首选药物治疗腹水。排钾利尿药有呋塞米、丁脲胺、依他尼酸等，可抑制肾脏对钠、氯的吸收，同时排出钾，利尿作用强大，服用 30min 即产生作用。噻嗪类利尿药如氢氯噻嗪，为中等强度利尿药，同时促进钾排出。利尿剂的应用先小量再逐步加量，先单一用药再联合用药。

（3）排放腹水疗法：通过腹腔穿刺，将腹水放出。为防止并发症发生，以往多采用小量放液，近年研究表明，大量放腹水加静脉输注适当剂量白蛋白，治疗顽固性腹水疗效显著。

（4）自体腹水浓缩静脉回输疗法：采用特殊装置，将腹水抽出后，经处理及浓缩，然后输给患者。优点是克服了单纯放腹水导致蛋白丢失的情况。缺点是多次腹穿，增加感染机会，易出现细菌性腹膜炎等。

（5）腹腔－颈静脉转流术：采用特制装置，利用腹腔压力与中心静脉压的压差，使腹水沿管道流入颈静脉，临床上用于治疗顽固性腹水。

（6）胸导管分流术：肝淋巴液增多是腹水产生的原因之一，利用外科手术将胸导管与颈内静脉吻合，加速了淋巴液的排泄，促进腹水消退。

（7）经颈静脉肝内体静脉分流术（TIPSS）：本方法是利用介入放射技术在肝内建立分流通道，来降低门脉压力，对于既有食管胃底静脉曲张又有顽固性腹水的患者是一种较为有效的方法。

（8）中医中药治疗：中医中药对肝硬化腹水有许多宝贵的经验。对于顽固性腹水可选用泻下逐水药，从大便中排出多量的水分，往往可取得良好的效果。但对于有慢性胃肠疾患、呕血及便血病史、肝昏迷患者，均不宜应用。

长期应用利尿剂会出现哪些并发症，怎样防治

肝硬化腹水患者大多使用过利尿药，使用不当时可引起一些并发症，其特点和防治措施如下。

（1）低钾血症：最常见，其发生率约 60% 左右。补充钾盐是主要纠正措施，必要时暂停利尿剂，待纠正低钾血症后再恢复使用。

（2）肝性脑病：在利尿过快，大量利尿时易诱发。一旦发生，即停用利尿剂，补充钾盐，同时采取有关防治措施。

（3）氮质血症：多是大量排尿后导致有效血容量减少及肾功能受影响所致。当出现氮质血症时，应停用利尿剂，给予肾血管扩张剂，同时严格限制饮水量，低钠或无钠饮食，及时发现和纠正是可以逆转的。

（4）低氯血症：见于水肿消退后继续使用利尿剂，血钠、钾均减少，氯随之排出，补充氯化钾即可纠正。

（5）高钾血症：临床比较少见，见于长期利尿引起肾功能不全，提示预后不良。目前尚无有效治疗方法。

肝硬化顽固性腹水治疗时应注意纠正哪些相关因素

（1）有效血容量不足：对具有明显低蛋白血症和组织水肿者应给予血浆、人血白蛋白以提高胶体渗透压，在增加循环血容量的情况下，加强利尿以减少腹水，但应注意输注速度，控制液体摄入量，以防诱发食管静脉曲张破裂出血。

（2）电解质紊乱：常存在低钾、低钠，严重时引起稀释性低血钠，有些患者常为真性低钠，多表现为血钠、血氯不减少性血钠、血氯过低症。再用利尿剂，易于诱发和加重肝昏迷，一般不应再予含钠液，限制入水量，调整利尿剂。肾功能好的情况下输注氯化钾，及时纠正低钾血症，促使 K^+ 向细胞内转移，置出细胞内 Na^+，对伴有低钾低氯血症和碱中毒者，需同时补给精氨酸。

（3）心功能障碍：肝硬化时由于腹水或伴有胸水压挤心脏，低钾、营养不良（蛋白质、维生素 B 缺乏）、感染以及心血管可能遭到肝炎病毒损害，往往出现心脏代偿功能不良，易于发生心力衰竭。

（4）缓解腹压过高：近年来研究表明，排放腹水对血流动力学和肾功能并无严重影响。排放腹水同时静脉输注相当剂量白蛋白，可使血浆心钠素升高，血浆肾素活性醛固酮浓度降低，两者同时作用，增强了肾脏利钠利尿及内生肌酐清除率，减轻了腹水而血浆电解质、尿素氮、血压并无改变。排放腹水、静脉输注白蛋白是当前治疗肝硬化顽固性腹水的一种安全有效的替代治疗。

（5）腹腔感染与内毒素血症：肝硬化者易于腹腔感染，发生自发性细菌性腹膜炎，本病可在无明显细菌感染的情况下发生。自发性细菌性腹膜炎发生后，腹水往往持续加重，对利尿剂失去反应，伴毒血症者往往意识障碍或者有休克发生。肝硬化腹水对利尿剂反应不佳者，应警惕自发性细菌性腹膜炎，治疗除静脉应用对革兰阴性杆菌有效的药物外，亦可腹腔内注药。

怎样治疗肝硬化腹水合并腹膜炎

肝硬化腹水合并腹膜炎发生率可达 10% ~ 25%，引起腹膜炎的感染细菌主要来源于肠道菌群，多由革兰阴性杆菌引起。其典型症状有发热、寒战、全腹压痛、反跳痛及肠鸣音减弱。其中以发热和腹痛最常见。约 10% 的患者无典型症状。

（1）及时、合理、早期选用有效抗生素：在腹水细菌培养结果未出来之前，就根据临床经验选用抗生素，一般联合用药，尽量避免使用对肝胃有损害的药物。目前应用第三代头孢菌素为首选药物，治愈率达 85%，无肾毒性和其他副作用；疑有厌氧菌混合感染时，同时使用甲硝唑。

（2）腹水细菌培养及药敏明确后，选择敏感抗生素，如培养结果为阴性，应根据经验选用抗生素。

（3）抗生素使用要求足量，足够疗程，腹水检查正常后方可停药。

（4）改善肝肾功能，加强营养支持治疗，也可腹腔内用药以提高疗效。

根治幽门螺杆菌对肝硬化患者高氨血症有影响吗

胃内幽门螺杆菌分解尿素生成的氨可能是肝功能不全患者体内氨的一个来源，研究证明在胃内呈弥漫性分布的幽门螺杆菌，是肝硬化患者高氨血症的原因之一。因此清除幽门螺杆菌可有效降低血氨浓度。

肝昏迷的基本疗法包括哪些内容

（1）一般支持疗法：停止供给蛋白质，以葡萄糖液来维持每日必需的热量。适当补充维生素类（维生素 B_1、维生素 B_2、维生素 C 等）亦属必要。有条件者可多次小量输血，并应用三磷腺苷及辅酶 A 等。

（2）降低血氨的药物：①谷氨酸钠：以 28.75% 谷氨酸钠 $100 \sim 200ml/d$，加入到给患者输液的液体中，或分两次做静脉滴注（可加于 10% 葡萄糖溶液 $500 \sim 1000ml$ 做静脉滴注），用于血液

pH 在酸性范围者效果好。如同时给三磷腺苷及镁盐，效果更佳。②精氨酸：它对氨合成尿素的鸟氨酸循环系统有催化作用，用药后可降低血氨。其溶液为酸性，且不含钠，无导致水钠潴留之弊。一般每 250 ~ 350g 加于 10% 葡萄糖溶液 500 ~ 1000ml 中静脉滴注。同时肌内注射三磷腺苷 20ml 及 255 硫酸镁 3 ~ 5ml，效果会更显著。但由于肝性昏迷时尿素循环系统中的酶，如精氨酸酶、精氨酸合成酶等的活性降低，故其疗效不理想。③ γ - 氨酪酸：每次 2 ~ 3g 加入 5% ~ 10% 葡萄糖溶液 500ml 中静脉滴注，文献报道可取得显著效果。临床应用 γ - 氨酪酸除有解除患者的精神神经症状外，并有降低血氨作用。从药理观点出发，γ - 氨酪酸用于治疗抽搐、躁动等兴奋型最为合适，但总的疗效不够理想。④鱼精蛋白：它含精氨酸 80% 以上，注入后逐步释出精氨酸而起去氨作用。此药价廉，副作用小，且有止血作用。鱼精蛋白 100mg 用 10% 葡萄糖液 20ml 稀释后静脉注射，每天 3 ~ 4 次，同时加用三磷腺苷及镁盐肌注。

（3）清除肠内毒性物质及控制肠道产氨：①通过鼻饲注入 50% 硫酸镁溶液 20 ~ 40ml 作导泻，或以生理盐水、食醋作灌汤，以清除肠内毒性产物。②用新霉素 4 ~ 6g/d，以减轻低蛋白质或氨基酸的分解，从而防止氨及其他毒性物质的产生。若有肝肾综合征时，可改用巴龙霉素 40 万每日 4 次，5 ~ 7 天为 1 个疗程。③ 1-4β 半乳糖苷－果糖在小肠不吸收，当进入结肠后，在细菌作用下分解为有机酸，使结肠内容物趋酸性，故可阻碍氨的吸收。剂量为10g，每日3次，可增至15g，每日5次。其副作用是腹胀、腹泻等，必要时可加用胰酶。④双歧乳酸杆菌奶含有嗜酸性乳酸杆菌，用后可使肠内容物酸化，减轻氨的吸收；可避免因长期应用新霉素致肠内菌群失调或霉菌生长；可增加肠腔内氢离子，使易透过血脑屏障的非游离氨变为不易透过血脑屏障的无毒的游离铵。其剂量是20g，每日3次，可增至40～60g，每日5次。

（4）补充钾盐：一般在24小时内给氯化钾2～4g，每1g氯化钾溶于5%～10%葡萄糖液500ml中静脉滴注，或鼻饲新鲜果汁、氯化钾溶液等。并应注意酸碱平衡，低钾碱中毒时可给精氨酸，酸中毒时给谷氨酸钠，严重酸中毒时给50%碳酸氢钠。

（5）控制全身细菌感染：酌情应用强而有力、毒性小的抗生素。

（6）肾上腺皮质激素：目前认为激素疗法是非特异性疗法，故一般不作常规使用，即使应用，亦以中量（氢化可的松100mg）、短期（3～7天）为宜。在特殊情况下，慎用中等剂量（氢化可的松300～400mg），疗程1周左右。

（7）左旋多巴：根据假性神经介质学说，左旋多巴可补充正常神经传导介质的含量，从而排挤神经角突对假性神经传导介质的摄取、储存与释放，恢复神志。其剂量为 0.25 ~ 2.5g/d，可静滴、肌注或口服（鼻饲或灌肠）。

（8）对症处理：烦躁时可用地西泮（安定）或异丙嗪等，腹胀时用针灸，出血用云南白药等止血剂或输注新鲜血。

（9）中医中药：治疗原则是清热解毒，芳香开窍，保护肝脏，调整代谢等。应用茵陈解毒汤、犀角地黄汤、安宫牛黄丸、至宝丹等，可通过鼻饲给药。亦可用安宫牛黄丸针剂（醒脑静）肌内注射或静脉注射，每天 2 次，每次 2 ~ 4ml。

左旋多巴治疗肝昏迷的理论依据及应用方法

肝昏迷患者体内产生了大量的羟丙乙醇胺，这种有毒的胺类物质，与生理性的神经传递介质相似，而被称为假性神经传递介质。假介质代替了真介质，以假乱真的结果，促进并加重了意识障碍的过程。

左旋多巴是生理性神经传递介质（多巴胺）的前体，它可以通过血 – 脑屏障。当输注这药品后。一旦进入脑内，在中枢可转为多巴胺，竞争性地排挤掉假性介质羟乙醇胺，使神经冲动的传导重新畅通，使肝昏迷患者的意识转清。同时左旋多巴还可改善肾功能，使尿素和氨经肾排泄。临床上用药后可使血氨和脑内氮水平减少25% ~ 30%。左旋多巴可口服亦可静脉滴注。口服每日 2 ~ 4g，分次服用。有人还采用 5g 加入生理盐水 100ml 中，1 次鼻饲，亦可灌肠。肝昏迷时，用本品 0.3 ~ 0.6g/d 加入 5% 葡萄糖液 500ml 中静滴。完全清醒后减量至 0.3g/d，继续 1 ~ 2 日停药。

由于左旋多巴对肝脏有一定的损害作用，可使黄疸加深，肝功损害加重，所以近年提倡左旋多巴与多巴脱羧酶抑制剂（卡比多巴）联合应用，可减少左旋多巴剂量，从而减轻其副作用。因为卡比多巴能抑制多巴脱羧酶在周围血液内的代谢，从而使左旋多巴不在周围血液内分解而全部通过血脑屏障，使较低的左旋多巴剂量达到较高的疗效。

怎样降低门静脉压力，方法有几种，在什么条件下进行分流术

降低门静脉压力的目的，在于防止出血。目前较好的方法，就是将一部分门静脉血液分流到腔静脉系统，以减少门静脉的回肝血流量，从而降低门静脉的压力。较理想的方法就是门脉系统分流术，

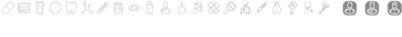

其中包括脾肾静脉分流术、门腔静脉分流术和肠系膜上静脉下腔静脉分流术等。

上述三种分流术中最常采用的是脾肾静脉分流术。因该手术不但可降低门静脉压力，控制上消化道出血，同时还可以消除脾功能亢进，手术后发生肝病综合征的机会也比较少。门腔静脉分流术虽然降低门静脉压力的效果比前者稍好，但术后诱发肝脑综合征的发病率较高。肠系膜上静脉下腔静脉分流术常在上两种手术失败后应用。

为使分流术达到预期效果，应掌握以下应用指征。

（1）有呕血或有食管胃底静脉怒张者。

（2）无腹水或有少量腹水药物治疗后短期内消退者。

（3）肝功能损害不严重并无黄疸，血浆白蛋白不低于3g，白蛋白与球蛋白之比正常，血清胆红素低于1mg，血清转氨酶基本在正常范围者。

（4）全身情况较好，心肺无重大疾病，能耐受较大手术者。

凡符合上述条件的门脉高压症患者，均可考虑采用分流术治疗。

什么是经颈静脉肝内门体分流术（TIPS）

TIPS 是经颈静脉途径在肝内静脉与门静脉之间穿刺建立门体分流通道降低门脉压力，减少或控制食管胃底静脉曲张出血的非手术方法。

近两年来，由于技术和器械的进步，选择肝静脉与门静脉主干中距离最近的两支，一般为肝右或肝中与门脉右支，穿刺成功后将导丝插入球囊扩张导管，将通道扩张至 8 ～ 12mm，置入网状支架，要求支架能覆盖全通道。经过 4 ～ 7 天后，大部分肝硬化患者肝功能得到改善，腹水减轻或消失，内镜检查食管胃底静脉曲张大为减轻或消失。

TIPS 具有技术可行、疗效确切、创伤小、分流和断流并举的优点，但也具有肝硬化肝内网状支架易脱落，建立的通道也易于阻塞，反复肝穿易导致肝内动 - 静脉瘘门脉系统血栓形成，继发腹腔大出血等并发症的缺点。目前，TIPS 的应用仍处于初级阶段，其安全性和远期疗效有待进一步临床研究。

🩺 门脉高压症手术适应证

（1）经内科药物治疗、气囊填塞无效而难以用内镜进行硬化栓塞治疗的急性出血患者。

（2）反复发生再出血者。

（3）未曾发生出血，但出血危险度很高者。例如静脉曲张部位高达气管分岔以上，内径≥6mm，呈串珠状或结节状且有红色征者；HVPG（肝静脉压力梯度）>1.56kPa（12mmHg），食管静脉压>1.5kPa（15mmHg）或奇静脉血流明显增高者。

（4）明显的脾功能亢进是手术的相对适应证。

（5）适应于肝功能状况最好的A级患者，B级患者为相对适应证，C级患者不考虑作预防性手术，只限于急诊手术。

目前认为手术选择先以断流术为宜，无效时再考虑分流手术。

🩺 断流术的种类

（1）结扎术：①腔内食管或胃底曲张静脉缝扎术。②冠状静脉结扎术。

（2）离断术：贲门周围血管离断术。

（3）横断术：①食管下段横断术。②胃底横断术。

（4）切除术：①食管下段切除术。②食管下段胃底切除术。

（5）联合断流术：①贲门周围血管离断术加食管下端横断术。②贲门周围血管离断加胃底横断术。③冠状静脉栓塞加脾切除术。

目前临床上常采用的是贲门周围血管离断术和冠状静脉栓塞加脾切除术。

🩺 分流术的种类

（1）端侧门体静脉吻合术：①端侧门、腔静腔吻合术。②端侧脾、肾静脉吻合术。③端侧脾、下腔静脉吻合术。④端侧下腔、肠系膜上静脉吻合术。⑤端侧肾、门静脉吻合术。⑥端侧肾、肠系膜上静脉吻合术。

（2）侧侧门体静脉吻合术：①侧侧门、下腔静脉吻合术。②侧侧下腔、肠系膜上静脉吻合术。③侧侧脾、肾静脉吻合术。

（3）选择性门体静脉吻合术：①远端脾肾静脉端侧吻合术。②侧侧脾肾静脉吻合术。③胃左静脉下腔静脉吻合术（腔冠分流术）。

目前临床上较多采用的是选择脾肾静脉分流术和冠状下腔静脉分流术。

降低门静脉压力的药物

目前较常用的降低门静脉压的药物有：

（1）垂体后叶加压素类：由于其减少肺血流量及心排血量，可引起缺血性肠炎和局部坏疽以及诱发心绞痛的副作用，使加压素的应用受到一定限制。近年来应用加压素的同功异构体三甘酰胺赖氨酸加压素，其副作用远低于加压素，止血率高达70%，优于加压素。

（2）生长抑素类：该药可选择性作用于肝血流量和降低门脉压，对心肺血管阻力及心搏血量均无影响，可惜该药来源困难。

（3）β 受体阻滞剂类：目前临床常采用的是普纳洛尔。由于其降低门脉压力快，可用于治疗活动性出血病例。安全的用药方法为长期口服，每日3次，每次10mg，静脉给药时应慎重。近期也有人用氨酰心安和美托洛尔。

（4）α 受体阻滞剂类：目前临床常用的苯氧扎明和哌唑嗪，用药后可导致门脉阻力下降，血流量增加，门脉压迅速下降。

（5）血管扩张剂类：目前主要用于食管急性静脉曲张破裂出血，作为与血管收缩剂的并用药物，目的在于减少血管收缩剂的副作用和提高疗效，其次与内镜下硬化剂注射疗法并用，以防再出血。常用的药物有：硝酸甘油、三硝基异山梨醇（消心痛）和硝普钠。

（6）钙离子拮抗剂：目前临床试用的药物有异搏定和硝苯地平。

（7）其他：也有人用丹参来调节肝脏微血管，使门静脉扩张，降低肝动脉阻力及门脉压力。

肝硬化非胃底食管静脉曲张出血的药物治疗

（1）冰盐水洗胃：可以清除胃内血块并使胃冷却，胃液分泌减少，血管收缩，有利于止血，迅速止血率为84.9%。其方法可采用每次灌入 3 ~ 5℃的冰盐水 500 ~ 800ml，反复冲洗，总量为 2000 ~ 3000ml。目前多数作者提出灌洗停止后，往往导致更大出血，故已很少应用。

（2）制酸剂：可控制胃液酸碱度（pH），可经胃管注入氢氧化铝凝胶 60ml，15 分钟后测定胃液 pH，使 pH 维持在 7.0，必要时再注入 60ml。本方法可减少氢离子向胃黏膜逆扩散，控制胃蛋白酶的活性，进一步防止胃黏膜受损害。

（3）去甲肾上腺素：其用法有三种：①胃内灌注法：将去甲肾上腺素 8mg 注入生理盐水 100ml 内，向胃内灌注，或用 16mg 加入 5% 葡萄糖液 500ml 中，在 5h 内由胃管滴入。②口服法：将去甲肾上腺素 1 ~ 2mg 加入 5.5% 氢氧化铝凝胶 20ml，3 ~ 4 次 / 天。③腹腔内注入法：将去甲肾上腺素 8mg 加入生理盐水 250ml 内，向腹腔内滴入。此药以兴奋 α 受体为主，胃内灌注后，使黏膜血管、胃壁小动脉和小静脉收缩，故有利于止血。

（4）孟氏液胃管内注入：孟氏液是一种碱性硫酸铁溶液，它具有强有力的收敛作用，从而能使血液凝固。经胃管注入 10% 的孟氏液 10 ~ 15ml，如一次收敛不显著，可于 4 ~ 6 小时后重复应用。有报道该药在出血创面上形成一层黑色的牢固附着的收敛膜，从而达到止血的目的。

（5）维生素 K：维生素 K 能在肝细胞内转变为环氧化叶绿醌，有助于 γ – 羧基谷氨形成，促使凝血酶原复合物（即凝血酶原因子 Ⅷ、Ⅸ 和 Ⅹ）的形成。肝硬化上消化道出血时，可用维生素 K_1 10 ~ 20mg 静脉缓慢注射或滴注或肌内注射，如为维生素 K 缺乏所致的出血，一般能迅速得到改善。给药后 6 ~ 24 小时复查凝血酶原时间，待恢复正常后，仍需以维持量至少数天。

（6）组织胺 H_2 受体阻滞剂：如西咪替丁、雷尼替丁、法莫替丁等能抑制基础胃酸、夜间胃酸、进餐和各种泌酸刺激引起的胃酸分泌，能使糜烂、充血、水肿、浅表性溃疡等胃黏膜病变迅速恢复。急性出血时可静脉滴注西咪替丁（0.5 ~ 1.2g/d）或雷尼替丁（50mg/d），

2 ~ 3天后改为口服。急性胃黏膜病变不必长期应用维持量。

（7）H^+-K^+-ATP酶抑制剂：奥美拉唑是新近提出的治疗消化性溃疡的新药物，止痛与愈合远较 H_2 受体拮抗剂为好，两周内愈合率达83%，4周97%。临床效果最快，疗效可靠，近期效果比 H_2 受体阻滞剂为佳。

（8）凝血酶：有报告称应用国产凝血酶治疗肝硬化上消化道出血，采取口服给药的方式，止血有效率可达96.2% ~ 100%。

胸导管颈内静脉吻合术为何能治疗 肝硬化腹水

由于肝硬化腹水的形成与淋巴循环障碍、胸导管引流不畅有一定关系，在正常情况，胸导管与颈内静脉接合处有相对的机械性狭窄及瓣膜，以减缓淋巴流入血循环的速度及防止血液逆流入淋巴管，是正常的生理需要，但在肝硬化门静脉高压时，这一生理解剖结构则成为门静脉内压增高及腹水形成的病因之一，故进行胸导管引流及胸导管颈内静脉吻合在降低门静脉压力、减少食管静脉曲张出血和改善腹水方面有一定的效果。但因胸导管壁薄，手术比较困难，成功率低，栓塞率高，加上本手术转流的仅为淋巴液，而已经形成的腹水还要靠腹膜的淋巴管逐渐吸收，所以术后腹水消退较慢，近年已较少应用。

什么是腹腔-颈静脉转流术（Leveen术）

该术式是根据胸腹腔压力差的原理而设计的，1974年首先由Leveen报道采用带活门装置的管道治疗顽固性腹水，Leveen管由多孔导管、单向阀和硅胶静脉导管组成。依据腹腔内压力及中心静脉压的压差设置灵敏的单向阀门，使腹水持续单向引流入体静脉系统内。当吸气时，横膈下降，腹腔压力增高，胸腔压力降低，二者压力差为0.49kPa（5cmH₂O），此压力差可推开单向阀门，使腹水从腹腔沿硅胶管入颈静脉内，阀门埋于腹壁皮下。术后尿量剧增，并长期维持正常尿量，腹水大多于10天内消退。

手术方法：右上腹切口，腹膜戳孔插入腹腔导管，装置于腹膜外肌层下，经胸壁下将静脉导管切口引向右颈部，颈部切口显露右颈内静脉插入导管至上腔静脉。术后腹围缩小，尿量明显增多、体重减轻，营养状况改善及血浆蛋白增加。

腹腔–颈静脉转流术的适应证和禁忌证

转流术适用于各种原因所致的顽固性腹水，如血吸虫病肝硬化顽固性腹水、酒精性肝硬化、坏死后肝硬化、肝静脉栓塞所致腹水，在限制钠盐摄入和应用利尿剂治疗 8 ~ 12 周后，如仍无显著效果，揭示患者有肾灌注不足、肾小球滤过率降低，可考虑应用本手术。

下列情况不宜应用：①急性酒精性肝炎后伴有黄疸，血清胆红素 > 171 μmol/L；②有自发肝昏迷者；③急性肾小管坏死；④原发性腹膜炎或腹水白细胞数 > 0.4×10^9/L。

人工肝治疗肝性脑病的作用

（1）血液灌注：血液灌注指患者在全身肝素化后，血流被引入装有固态吸附剂的灌流柱，用以清除血中某些外源性或内源性毒物，血液净化后再输回体内，起到解毒作用的一种治疗方法。吸附剂主要是活性炭与树脂。活性炭能吸附 AAA、甲硫氨酸、硫醇、脂肪酸、酚类及某些中分子物质；树脂是网状结构的离子聚合物，能吸附不能被活性炭清除的氨，且能清除血中游离脂肪酸等。

（2）血液透析法：肝昏迷的中毒因子可能为中分子而不是小分

子物质，而聚丙烯腈薄膜具有清除中分子物质的作用，特别是未与蛋白质结合的多数氨基酸，在透析前后进行分析比较，绝大多数氨基酸如酪氨酸、苯丙氨酸、蛋氨酸等皆有明显降低。

（3）血浆分离：将患者血液引入血浆分离器，分离出血浆，用健康人血浆进行置换，或分离出的血浆直接通过吸附装置，经吸附后输回体内。

中医怎样辨治肝硬化

中医没有"肝硬化"的病名，中医对肝硬化的诊治，应依据其症状和体征而定。功能代偿期患者可从"胁痛""癥积"论治，失代偿期有腹水征则按"鼓胀"辨析。

（1）肝郁脾虚型：多属早期肝硬化患者，并见胃纳减少，胸腹闷胀，两胁胀痛，嗳气不舒，四肢倦怠，乏力，便溏，面色萎黄，入暮可有足跗微肿，舌色或暗红或淡，舌体较胖或边有齿痕，脉象虚弦，重按无力。

治则：疏肝健脾，兼以活血。

方药：柴胡疏肝散、四君子汤化裁。柴胡、枳壳、香附、川芎、白术、白芍各10g，茯苓、太子参各15g，炙甘草6g。若湿滞较重，加苍术、厚朴、泽泻；短气神疲者，加党参，并重用黄芪。

（2）气滞血瘀型：多见于肝硬化代偿期，亦可见于失代偿期患者，除消化道症状外，尚有肝脾肿大，压痛明显，质硬，面色晦暗或紫暗，有蜘蛛痣和肝掌等。

治则：疏肝理气，活血消积。

方药：化瘀汤加减。丹参、牡蛎各 30g，当归、炮甲各 15g，郁金、桃仁、红花、青皮、白术、赤芍各 10g。如伴目黄、溲黄，加茵陈、金钱草；兼阴伤者，加生地、石斛；兼脾功亢进者，加阿胶、熟地、大枣等。

（3）水湿内阻型：属肝硬化失代偿期腹水轻症，症见腹胀如鼓，按之坚满，或如蛙腹，两胁胀痛，胸闷纳呆，恶心欲吐，小便短少，大便溏薄，舌淡红，苔白腻或薄白，脉弦细。

治则：运脾利湿，理气行水。

方药：胃苓汤加减。苍术、厚朴、泽泻、陈皮、木香、柴胡各 10g，云苓、白术各 15g，车前子 30g。若体实而腹水多者，可配黑白丑粉、禹功散、十枣汤以逐水；腹胀以气滞为主者，加川楝子、莱菔子、沉香末；若气虚较重者，重用黄芪、白术各 40 ~ 60g；兼黄疸者，加金钱草、赤芍；挟瘀血者，加泽兰、桃仁、丹参、当归。

（4）瘀血阻络型：多见门静脉高压症明显者，腹大坚满，按之不陷而硬，腹壁青筋显露，胁腹攻痛，面色黧黑或晦暗，头颈胸腹红点赤络，唇色紫褐，大便色黑，小便短赤，舌质紫红或有瘀点、瘀斑，舌下静脉曲张，舌苔薄黄腻，脉细涩。

治则：祛瘀通络，活血利水。

方药：膈下逐瘀汤加减。柴胡、当归、桃仁、五灵脂、炮山甲、炙地鳖虫各 10g，丹参、白茅根、大腹皮各 20g，茯苓、白术各 15g。胀满甚者加沉香、降香、莱菔子；大便秘结加枳实、大黄（后下）；脾大明显加服鳖甲煎丸；有出血倾向者加服三七粉、白及粉或云南白药。

（5）肝肾阴虚型：除水湿内阻症状外，尚有面色灰滞，形体消瘦，潮热心烦，手足心热，唇干口燥，失眠多梦，鼻衄牙宣，舌红瘦而干或光剥，脉细数无力。

治则：滋补肝肾，育阴利水。

方药：一贯煎加减。沙参、麦冬、枸杞、阿胶各 10g，生地、泽泻、猪苓、车前子各 15g，白茅根 30g。若神志异常，可加鲜菖蒲、郁金；潮热起伏者，加银柴胡、地骨皮；津伤渴甚者，加知母、天花粉；神志昏迷者，急用安宫牛黄丸凉营清热开窍；出血甚者，用大黄末或三七粉止血；气随血脱，用独参汤益气固脱。

（6）脾肾阳虚型：除水湿内阻症状外，尚有面色萎黄或苍白，畏寒肢冷，神疲乏力，小便清白，大便稀溏，下肢浮肿，舌淡胖，苔白滑，脉沉细无力。

治则：健脾温肾，化气行水。

方药：附子理中汤合五苓散化裁。附子、党参、白术各10g，干姜6g，泽泻、茯苓、大腹皮各15g，车前子30g。兼阳黄者，加茵陈；腰痛劳困者，加杜仲、川断、狗脊；夜寐多梦者，加夜交藤、合欢皮；神志异常者，加菖蒲、胆星、郁金或至宝丹。

第 5 章

康复调养

三分治疗七分养，自我保健恢复早

肝炎怎样防止发展成肝硬化及肝癌

一般来说，肝炎的预后大多数是良好的，患了急性肝炎可以顺利恢复，不会演变成肝硬化和肝癌，不过确实有少数乙型肝炎患者长期不愈，渐渐发展成为肝硬化，最终极少数病例发展为肝癌。根据研究发现，肝硬化中 75% ~ 80% 是由慢性乙型肝炎发展来的。国外有报道慢性乙肝表面抗原携带者发生肝癌的危险性比非携带者高200 倍以上。95% 以上的原发性肝癌患者是由慢性乙肝表面抗原携带者演变而来的。为什么少数患乙型肝炎的患者，能够出现原发性肝癌的不良转变呢？其机制目前尚未完全弄清楚，因而也没有很有效的办法加以防止。有的学者认为，既然乙肝病毒是罪魁祸首，那么防止乙型肝炎将有利于减少肝癌的发生，持不同意见的科学家则认为，肝癌发生的因素非常复杂，乙肝病毒只是始动原因。因为许多人感染了乙肝病毒，但毕竟发展成肝硬化、原发性肝癌的人仅仅是少数。预防治疗乙型肝炎固然非常重要，但是采取单一措施未必能解决问题，应该通过综合的措施预防肝炎慢性化，防止癌变的发生。例如患了乙肝应尽可能早治疗；尽可能避免使用损害肝脏的药物；避免有害的物理因子刺激，减少 X 线和放射性物质对肝脏的照射；应尽可能减少和及早治疗各种感染，避免各种创伤和手术。麻醉、手术创伤都对肝脏功能恢复不利，必要时应尽量选择在肝功能恢复后再做手术；应尽量避免饮酒和过度劳累。

发展成原发性肝癌的因素更加复杂。除了病毒的原因之外，食物中的黄曲霉素，饮水中的亚硝胺含量过多，密切接触某些金属如钼、铜、锌等，都与肝癌的发生有关系。另外，肝癌的发生亦与机体的免疫有关。正常情况下人体内的细胞经常发生突变，可能形成癌细胞，但人体的免疫系统有清除这些细胞的能力，人体不发生癌症。当人体免疫力减弱时，就容易发生癌变。故增强体质，增强人体的免疫力，也是防止肝癌发生的重要方面。乙型肝炎患者"三分治七分养"，要有良好的生活习惯，起居有规律，适当的身心锻炼，保持乐观的情绪，不吃霉变食物，饮食应清淡，并应富有维生素及蛋白质等，这样可以增强体质，提高机体的免疫力，防止肝硬化及肝癌的发生。

怎样防止肝脏纤维化

我国的慢性肝病中以病毒性肝炎为主，慢性病毒性肝炎的肝组织纤维化与肝内炎症、坏死、病毒复制等有关，而且在早期是可逆的。为此将抗病毒治疗，调整机体免疫功能及保护肝细胞等疗法与抗纤维化结合起来，可能是防止肝纤维化的积极措施。

肝纤维化能逆转吗

肝脏纤维形成后，可以被降解在胶原纤维形成的早期，可以被水或弱酸所溶解，故称可溶性胶原。长期沉积的粗厚胶原纤维不易被降解，故称为不溶性胶原。因此，后期肝纤维化恢复是不容易的，但它仍可以被体内某些蛋白酶所切断，打开其螺旋结构，然后再由另一些胶原酶所降解，有剩余的碎片也被库普弗细胞和内皮细胞吞噬而在细胞内降解。而且，纤维化的过程是由体内胶原纤维的合成与降解相互作用的结果。当前者亢进时，后者被抑制，则出现纤维化过程，反之则纤维化可消退。因此，体内既然有纤维降解的生理过程，我们就完全有理由认为肝纤维化（甚至肝硬化）并不是不可逆的。大量的实验与临床研究也证实了这一点。

肝功能减退时怎样合理使用抗生素

由于目前常用的肝功能检验不能作为调整抗生素用药方案的依据，故肝功能减退者，抗菌药物的选用及给药方案可参考：①肝功能减退对药物体内代谢的影响程度。②肝病对该类药物发生毒性反应的可能性。一般可将肝功能减退时抗菌药物的应用分为以下几种情况。

（1）药物主要经肝脏清除：肝功能减退时，药物清除明显减少，但无明显毒性反应发生，故仍可应用，但需谨慎，必要时减量应用，主要包括大环内酯类药物（不包括红霉素酯化物）、林可霉素、克林霉素、螺旋霉素、麦迪霉素、罗红霉素及阿奇霉素等药，主要经胆汁排泄，在胆汁中浓度较高，相当量的药物可能在肝内代谢灭活，少量随尿排出。肝功减退时，药物排泄较慢，但无明显肝毒性发生，因此可谨慎应用，按原治疗量或减量。克林霉素与林可霉素在肝内代谢，随胆汁及粪便排出，肝功减退时其清除半衰期明显延长，血药浓度升高，可引起血清转氨酶升高，但转氨酶的升高和高胆红素血症可能由药物干扰比色测定所致，并非肝毒性反应，故应慎用，并需减量给药。

（2）主要经肝或相当量经肝清除：肝功能减退时药物清除及代谢减少，导致毒性反应发生。包括氯霉素、氨苄西林酯化物、红霉素酯物、利福平、异烟肼、两性霉素B、四环素类、磺胺药及酮康唑、咪康唑，肝功能减退时应避免应用。

（3）药物经肝、肾两途径清除：肝功能减退时血药浓度略升高，如同时有肾功损害时，则血药浓度升高尤为明显。严重肝病时应减量应用，属此类的有脲基青霉素中的美洛西林、哌拉西林、头孢哌酮、头孢曲松、头孢噻肟、头孢噻吩等。此外头孢哌酮、头孢曲松、头孢孟多在肝病时易引起凝血功能障碍，主要抑制维生素 K 合成，从而使凝血因子合成不足及血小板减少，应予注意。

（4）药物主要经肾排泄：肝功减退时不需调整剂量，包括青霉素、头孢唑啉、头孢拉定、亚胺培南等药物，氨曲南、磷霉素、万古霉素、多粘菌素及喹诺酮类药物（不包括培氟沙星），肝功减退时，选用这类药物最安全。对氨基甙类药物，尽管主要经肾脏排泄，但肝病患者肾毒性发生率明显增高，因此肝功能减退者应同时注意。

肝功减退者细菌感染，一般根据感染部位及病原菌类型，选用适宜抗菌药物，避免应用肝毒性药物，除败血症外，一般不采用两种抗菌药物联合应用。其疗程根据临床情况而定，症状好转后，仍应延长疗程，以免感染复发，一般极重感染不短于 3 周。

肝昏迷者应怎样护理

肝昏迷者除了常规的护理外，必要时应予特别护理。

（1）严密观察患者的意识和神志。对精神兴奋、淡漠、性格及行为异常的肝炎患者，应考虑为肝昏迷早期，加强巡视，及时通知医生，及时诊治。对中度昏迷，答非所问，烦躁不安及哭笑无常的不合作患者要约束固定，加床档，防止自伤或坠床；自腋下横贯胸部系一大单，固定于床头栏杆上；静脉输液针处亦应包扎固定于床框，注意保护皮肤，避免受压坏死，避免发生褥疮。深度昏迷者要密切观察生命体征，加强口腔护理，配合医生，不放弃挽救患者生命的一线希望。

（2）加强休息和饮食护理。患者应绝对卧床，护理人员要帮助并料理患者的日常生活，创造安静、舒适的休养环境，解除患者思想忧虑和恐惧。禁食蛋白质，保证每日摄入或鼻饲 4184 ~ 6276KJ（1000 ~ 1500kcal）热量的饮食，直至完全清醒后 1 周。

保持患者大便通畅，服用乳酸菌冲剂时必须用低于 60℃ 的温开水冲服（以免过高温杀死乳酸菌），做好每晚的保留灌肠，如用 1% 米醋灌肠，减少肠道氨的吸收；排便困难时应带指套挖出大便，防止消化道出血。

（3）记录和观察好 24 小时液体出入量。特别对使用脱水剂、利尿剂的患者，要注意输液速度并严防气栓，输液时脱水利尿剂使用完后 1h 内，应及时观察尿量并做好记录；静脉滴药要防止药液外渗引起局部组织坏死，必要时可予热敷。尿少时不宜吃橘子、蘑菇等含钾多的食物，而尿多时则应及时补钾。有腹水者，每天量腹围，并计算好补液总量，供医生参考。

（4）随时保持呼吸道通畅。患者有上消化道出血时，应将头侧向一边，并及时清除口腔内积血，吸氧时，保持气道通畅。

（5）观察其他并发症的发生。对出血、感染、肝肾综合征、脑水肿、脑疝等要及时诊断，及时抢救。

怎样估计自己的肝病是否恶化

肝病出现下述症状时，要视作病情波动或恶化，应即刻就医检查治疗。

（1）出现高度疲乏，以致生活自理都感困难。

（2）高度食欲不振，每天主食难以维持200g。

（3）高度腹胀，以午夜为重，引起坐卧不安，彻夜难眠，气短发憋。

上述"三高征"单独出现1个，若休息、饮食及自身调理不能缓解者，应立即就医。

（4）明显出血倾向。近期不仅齿龈出血、鼻衄，皮肤黏膜也出现出血点，注射针刺部位出现瘀斑，出现柏油样黑便甚至血便，化验凝血酶原时间降至＜40%以下。如有呃逆不止，应视作有消化道出血的先兆。

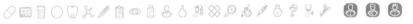

（5）下肢浮肿，颜面胖肿，腹围增加，出现腹水者。

（6）尿量日趋减少，一日少于500ml者。

（7）近期出现难以控制的低热，伴中性白细胞增高者。

（8）查出低血钠、低血钾和低血糖，经一般处理不能缓解者。

（9）发现患者神志反常，突然兴奋多语，但语无伦次，定向、计算能力障碍者，要注意肝昏迷的发生。

（10）黄疸再现或相对稳定的低黄疸指数骤然升高。

肝病自我疗养者及其家属，平时对上述十大指征，应作为经常观察的重点。至于定期复查血清转氨酶，半年至1年查1次"两对半"（乙肝表面抗原及抗体、e抗原及抗体、核心抗体），做1次甲胎蛋白，每年检查1次B超，应当作自我疗养中与医院联系的常规。

第 6 章

预防保健
注重养护，远离疾病

肝硬化患者怎样合理饮食

（1）糖类食物：足够的糖类供应。一般来说，糖类在饮食中比例占 40%，糖既保护肝脏，增强机体抵抗力，又减少蛋白质分解。由于患者肝功受损，过多用糖导致体胖，甚至形成脂肪肝，加重肝脏负担。

（2）蛋白质食物：对肝硬化患者而言，蛋白质的补充应按蛋白质的缺乏程度及病情决定，能够进食的患者采用口服，而严重消化不良，吸收功能差者，应考虑输入氨基酸、蛋白和血浆。每天膳食中有 60g 高效蛋白可满足需要，可交替食用鱼、瘦肉、蛋类、乳类、豆制品。当有肝损倾向时，每天不宜超过 20g。

（3）脂类食物：肝硬化时，脂类代谢受到影响，同时脂类的代谢又可引起肝脏损伤，因此肝功能明显受损时，严格低脂肪饮食，减轻肝脏负担，加强补充蛋白和糖类，防止脂肪肝发生。

（4）补充维生素和微量元素：肝硬化由于多方面因素可造成维生素和微量元素的缺乏，新鲜蔬菜、水果含丰富维生素、矿物质、微量元素，是最好的食品。注意补充维生素 B_1、维生素 B_2、维生素 C、维生素 E 和维生素 K，微量元素如锌如硒，已出现维生素缺乏症状的应口服、肌内注射或皮下注射。

（5）限制水和盐：对腹水或浮肿患者，一定要控制钠盐和水摄入量。

（6）有食管胃底静脉曲张者，禁食硬食、油炸、粗纤维食物，以防损伤食道黏膜而出血。

肝硬化患者怎样补充蛋白质

肝硬化患者由于肝细胞受损严重，使其合成蛋白的能力下降，血浆蛋白中的白蛋白是由肝脏合成的，一旦肝硬化患者进入失代偿期，则导致白蛋白明显降低，进一步导致腹水的产生，因此肝硬化患者应定期补充蛋白质。

但是，由于蛋白质分解后，在肠道一些细菌的作用下产生氨，在正常情况下，可被肝细胞通过解毒作用而消除，但慢性肝病、肝硬化患者，由于肝细胞大量坏死或有效细胞明显减少及其他原因，导致这些有毒物质绕过肝细胞，不被解毒，进入体循环，引起大脑功能障碍，使患者出现神志模糊，情志异常，甚至导致死亡。临床上因为吃一个鸡蛋而导致肝昏迷的并不少见。

因此，在肝昏迷期应严格控制蛋白饮食，每日至少供应 6688J 热量，给予葡萄糖和支链氨基酸制剂。恢复期先给予蛋白 20g/d，以后增加到 40g，即使完全清醒也不能超过 50g/d。

肝病患者为何宜多吃西瓜

西瓜性寒，具有清热解暑、除烦止渴、利尿降压的作用，可以治疗许多热盛津伤的热病，古人称之为天然白虎汤。西瓜中富含大量的糖、维生素，还可以清热利湿，使体内的湿热从小便而解。

现代研究证明，西瓜汁及皮中所含的无机盐类，有利尿作用；所含的配糖体，具有降压作用；所含的蛋白酶，可把不溶性蛋白质转化为可溶性蛋白质。因此对肝炎患者非常适合，是天然的治肝炎的食疗"良药"。

肝硬化并腹水的患者为何要控制食盐量

腹水形成的最基本原因是腹腔内液体的产生和吸收之间失去平衡。肝硬化腹水患者由于肝脏门脉压力增高，导致静脉压力升高，加之肝硬化患者伴有低蛋白血症，胶体渗透压降低，使肝淋巴液生成增多，从而使液体漏出，形成腹水。同时肝硬化患者亦存在水钠潴留现象，实验证明，限制钠的摄入或使用排钠利尿剂，可使腹水消退，增加钠摄入，腹水可再出现。因此限钠在腹水治疗过程中非常重要。

长期限制食盐亦会导致食欲减退，摄食减少，因此有大量腹水时宜短期限制钠盐摄入，以每天摄入 1.3g 为宜，症状好转后，以 2.2 ~ 3.5g/d 维持。而对于低钠血症患者，应同时控制入水量，以前一天尿量加 500ml 为宜，约 750 ~ 1000ml。

为何说肝病患者饮用酸奶比鲜奶好

酸奶中含有大量的优质蛋白和多种营养成分，同时还含有乳糖酶和大量的酵母菌，其乳酸杆菌进入人体肠道内，可繁殖生长，抑制和杀灭肠道内的腐败菌，减少肠道内细菌分解蛋白质产生氨等有毒物质，同时乳酸杆菌的大量繁殖生长，使肠道内呈酸性环境，减少氨的吸收，对于肝脏患者，特别是肝硬化患者是非常有益的。急性肝炎患者每日服酸奶 200g 左右为宜，恢复期以 2 ~ 3 瓶 / 日为宜；肝硬化患者以每日 1 瓶为宜。

硒在防治肝病中有什么作用

人体对硒的需求量虽然很低，但硒在人体中的分布和作用都是很广泛的，它是人体中的一种酶——谷胱甘肽过氧化酶的组成部分，有保护细胞膜完整性的重要作用，同时能增加细胞的免疫功能，提高嗜中性粒细胞和巨噬细胞吞噬异物的作用，增加免疫球蛋白 M、G 的产生。研究证明：含硒量高的食物，可明显抑制大鼠肝脏炎症的发展，如果食物中含硒量过低或缺乏，那么乙型肝炎表面抗原阳性率及肝癌的发生率就增高。

自然界中含硒食物是非常多的，含量较高的有鱼类、虾类等水产品，其次为动物的心、肾、肝。蔬菜中含量最高的为金花菜、荠菜、大蒜、蘑菇，其次为豌豆、大白菜、南瓜、萝卜、韭菜、洋葱、番茄、莴苣等。

锌与肝脏功能有什么关系

锌每日摄入 6 ~ 14mg，约 1/4 被吸收，进入血浆与白蛋白、游离氨基酸结合被肝细胞摄取，附着于代谢酶，20% 在毛发、皮肤、指甲，50% 沉积于肝内。锌从胆汁中排泄。

缺锌可使血氨升高，而诱发肝性脑病，患者可出现神志不清。

锌可以维持体内物质代谢所需酶的活性，维持酸碱代谢平衡和人体的正常生殖功能。同时缺锌对细胞免疫功能有明显影响，可造成淋巴细胞总数减少，从而使患者容易并发病毒或细菌感染，不利于疾病的恢复。

自然界中含锌食物主要有动物的瘦肉、肝脏、蛋类及牡蛎等，植物果实的坚果类含量较高，如花生、核桃等，水果中苹果的含量为最高，另外还有豆腐皮、黄豆、白木耳、白菜等。

中药中的枸杞、熟地、桑椹、人参、杜仲等含锌量较高，对于肝炎患者的治疗很有效。

患一般肝病怎样用气功治疗

（1）静养功：患者两脚与两肩等宽，自然站立，两肩自然下垂，两目平视前方，微闭，舌顶上腭，入静，加强意念，然后两下肢微变曲，吸气提肛后，用鼻呼气，真正做到"形松意紧"，但呼吸要均匀细长，连续几次。

（2）排肝气功：姿势同前，入静，加强意念，然后两下肢微曲吸气提肛，同时两手自丹田（脐下四指）缓缓上升（掌心向上）至胸部；用鼻呼气时两手自胸部、肝区脾区缓缓按挟，气沉丹田，连续 24 次。呼吸时患者若感口中有唾液不要吐，此为津液，有润滑食道，增加消化功能的作用。本功法能活血化瘀，通利气机。

（3）吞气功：两脚与两肩等宽，自然站立，两肩自然下垂，大口吸气，同时两手掌心向上缓举至百会穴（头顶正中），然后吞气一口，同时自然呼气，两手掌心向下自百会穴徐徐贯气于丹田。连续 24 次，患者感觉丹田处有肠鸣声。该功法能增强胃肠蠕动，提高消化功能。

（4）放松功：两脚与两肩等宽自然站立，两下肢微变曲，舌顶上腭，呼吸时两手握拳至丹田处轻轻拍打，由里向外弧形往返移动 24 次，然后两拳拍打自下而上 24 次，全身放松，自然呼吸，气沉丹田。

肝病饮食疗法的现代观念

肝脏病患者，尤其是常见的慢性乙肝表面抗原长期阳性者、各型慢性肝炎、肝硬化的治疗，除精神、药物和动静结合的体疗外，最基本的需要则是饮食疗法。1948 年以前，肝病饮食疗法以保护受损肝脏为目的，主张高糖、低蛋白、低脂饮食。而近 30 年来，肝病的饮食疗法是按美国巴蒂克博士的"三高一低"，即高蛋白、高糖、高维生素和低脂肪设计的。利用这种疗法对减少肝硬化并发腹水，协助肝细胞修复，延长生存期均有一定效果，但肝病后发胖，引起脂肪肝的患者不在少数。当今修正的观念是，给患者过多的糖和蛋白质，还不如给他们每天提供多样化的饮食类别、计量指南和均衡良好的饮食内容，尽量减少不必要的额外食品。而且要使饮食内容及烹调技术要求尽可能适应个体需要。让肝病患者了解基本营养知识，最重要的是让肝病患者保持旺盛的食欲，科学地把饮食热量控制在7531 ～ 9204kJ（1800 ～ 2200kcal）之间，根据自己的食量，把家常食品和我国丰富多彩的药膳进行搭配食用，每餐吃到八分饱为宜。

肝病患者烹调时的注意事项

烹调技术直接影响食品的营养成分。如肉类食品的烹调一般有红烧、清炖和快炒 3 种。但从保存食品维生素着眼，清炖瘦猪肉将破坏维生素 B_1 60% ～ 65%；用急火蒸时维生素 B_1 损失约 45%，而炒肉时损失仅为 13%。因此做荤菜时可尽量采用急火快炒的方法。至于做蔬菜则要先洗后切，切后尽快下锅，同样急火快炒，炒时加些肉汤或淀粉，可使色香味美，而且对蔬菜中的维生素 C 具有稳定作用。骨头做汤时设法敲碎并加少许醋，可以促进钙、磷的溶解吸收。

做主食时，淘米搓洗可使大米中的 B 族维生素损失四分之一。米饭先煮后蒸可使 B 族维生素损失 50%，所以应该反对捞饭。肝病患者宜吃焖饭或钵蒸饭。煮稀饭加热，几乎可使 B 族维生素全部破坏，应注意避免。有人认为肝病患中用鲜酵母发面，用 75% 玉米面加 25% 黄豆面蒸窝窝头，可减少维生素 B_1、维生素 B_2 的损失。菜汤、面汤、饺子汤中含有食物的 30% ~ 40% 水溶性维生素，适当提倡喝汤并不是小题大做。另外油炸食品宜少吃，因为油条、炸糕中的维生素 B1 几乎都被破坏了，而且脂肪加热到 500 ~ 600℃时，会产生致癌烃，长期多量吃油炸食品者容易患癌症。总之，一般饮食烹调的营养要求，同样适宜于肝病患者。通常认为，烹调时，色宜美，味宜鲜，多选素油，少放盐分，主食多蒸煮，副食少煎炸，是肝病患者合理烹调的基本要求。随着地区、风俗、时令、季节和男女老幼肝病患者的具体情况不同，旨在有利于食品营养素的保存和吸收，烹调技术不能要求千篇一律。

肝病患者及恢复期为何都要忌酒

酒对肝脏来说是一种毒品。饮酒后酒在胃肠道内很快吸收，约 90% 以上的酒精成分（乙醇）在肝脏内代谢，肝细胞的胞浆乙醇脱氢酶催化乙醇而生成乙醛。乙醇和乙醛都有直接刺激、损害肝细胞的毒性作用，可使肝细胞发生变性、坏死。大量饮酒者常有饮食不振、呕吐等酒精急性中毒症状；较长期嗜酒者，乙醇、乙醛的毒性常影响肝脏对糖、蛋白、脂肪的正常代谢及解毒功能，导致严重肝损伤和酒精性肝硬化。病理学观察，可见肝脏失去光泽，出现以小结节性分隔性为主的肝硬变，肝内呈中度和重度脂肪变，可见乙醇性透明小体，在坏死肝细胞周围可见中性粒细胞浸润，肝小叶中心坍陷和纤维化。

文献报道，急性肝炎潜伏期的患者，由于大量饮酒，可突然发生急性肝衰竭；慢性肝炎1次大量饮酒可引起慢性肝炎活动，诱发黄疸。乙肝表面抗原长期阳性的患者长期饮酒可致肝硬化和促进肝硬化失代偿，还可能促发肝癌。肝炎患者，肝功已有损害，各种对乙醇代谢的酶类活性减低，肝脏解毒功能降低，因此即使少量饮酒，也是有害无利的。所以有肝病的患者，禁酒是自我疗养的基本要求。

肝病患者应怎样选用滋补品

肝病患者多有湿热、瘀滞等证，一般是忌用滋补品。少数迁延性肝炎或肝硬化患者，脾胃虚弱或肝肾阴虚，可以适当选用滋脾养肝之品。但要注意：

（1）在滋脾养肝、抗衰老药的选择上要注意去伪存真。经抽样检查和实验研究发现，绝大多数人参蜂王浆中人参有效成分含量极低，有的甚至根本查不到。众所周知，蜂王浆产量有限，而且王浆采集后在常温条件下 1 周以上就会失效。因此绝大多数的"王浆"不过是蜜糖罢了。专家认为，人参很容易水解，目前生产人参蜂王浆的工艺，都很难保证人参不被水解。当你选用滋脾养肝、抗衰老药物时，一定不要光听广告宣传，必要时应该请医生和专家协助你去伪存真。

（2）选用天然食物营养最佳。由于沙棘、刺梨和猕猴桃含有丰富的微量元素，其饮料有的已作为宇航员的必备食品，有的则作为防治冠心病和慢性肝病的保健制剂。现代人已开始认识到，在生活中最佳的营养来源应该是每天食用搭配合理的天然食物。一个人要保持身体健康，应了解起码的营养知识，迷信吃药和补品都有害无益。古人云："药补不如食补。"目前对大多数城乡居民来说，只要不偏食，注意五谷为养、五果为助、五畜为益、五菜为充，加强合理烹调，每天保证热量在 7531 ~ 9204kJ（1800 ~ 2200kcal）之间，可不必担心营养不够。

"澳抗"携带者生活中怎样劳逸结合

绝大多数乙肝表面抗原阳性的成年人都在不同岗位上坚持着学习和工作。但从生理上讲，乙肝表面抗原阳性者的机体中存在着免疫缺陷，从医疗上要求应比正常人更注意休息。

（1）首先要消除眼睛的疲劳。睡眠是保护眼睛、消除疲劳的最好方法。所以我们提倡乙肝表面抗原阳性者除要保证每晚 7 ~ 8 小时睡眠外，中午最好能午休半小时。另外长期过多地看书读报或用眼操作，常常会影响肝功变化。工作生活看书写字超过 1 小时者应以视远观景 5 ~ 10 分钟作为休息；开目注视搞研究或雕刻的人员应学会闭目养神 10 分钟作为休息。眼睛疲劳过度，看一看绿色的草坪或树木，以解除劳累。

（2）用交叉工作法达到积极休息。脑力劳动时间持续 2 小时后可换为体力劳动或做操运动一下，常是驱走疲劳的积极办法；上班时精神过于集中在办公书写和思考上，下班时提壶开水，买菜做饭亦可算是积极休息。

（3）有爱好，就能劳逸结合。上班时的精力集中，紧张的脑体劳动常使你筋疲力尽，没精打采，但只要你有爱好，如养花赏花，打扑克，下象棋，练习书法绘图，喂小鸟，唱京剧，哼小曲等娱乐生活，就可使你精神放松，消除疲劳。

（4）注意动静结合和自我保健。工作学习搞得你头晕眼花，休息时间争取去田间小径、公园娱乐场所走一走，或找个僻静处与友人、亲人散散步，聊聊天，吃顿"野餐"。学会久动后以静休息，久静后以动休息，动静结合不仅能健身，还能养心和保肝。当你白天奔波走累之后，可以用热水烫脚消除你的疲劳；当你站立劳动腰酸腿痛时，可用捶腰揉腿自我保健；思考累了，闭目按摩上下眶、内外眦、天柱、太阳穴 3 ~ 5 分钟，就能使你消除疲劳。

"澳抗"携带者在饮食和吃药上应注意些什么

（1）患病切勿乱用药。记住一个沉痛的教训：有位中年知识分子查体发现"澳抗"阳性，从此他心如悬石，坐卧不安，千方百计要消灭这个"隐患"。他到处求医吃药，整整 3 年，他吃的中药可以用麻袋装，西药则须地秤称，但是"澳抗"依旧如故。一次他从外文杂志中看到环磷酰胺可使"澳抗"转阴的报道，就自作主张，服了两个多月的环磷酰胺。由于该药能抑制血中白细胞，该中年人由药物引起了再生障碍性贫血，不久继发细菌和霉菌感染而离开了人世。

（2）一般中药并非无毒。公认的补药——人参一旦用量过大，亦有明显毒副作用，甚至致死。德国对植物药的研究证明，凡含马兜铃成分的植物药的制剂，有促发癌生长的嫌疑。由此可见，中草药的毒副作用，还有待用现代新技术和新手段去作进一步研究。

（3）食用半生不熟的扁豆会中毒。扁豆含有皂素和植物血凝素。前者对消化道有较强刺激性，可引起上吐下泻，并能破坏血液中的红细胞；后者有凝血作用。如果热锅快炒或蒸焖加热不够，这两种物质就成为毒素引起食物中毒。扁豆（豇豆）虽然营养丰富，但加工不妥，可以中毒添病，而扁豆中的两种毒素均不耐热，只要把扁豆加热做熟，就可防止扁豆中毒。